B. Wood

Krebs – so läuft es wirklich

Infos für Betroffene und Angehörige:

Was Sie im Krankenhaus, bei der Behandlung, Nachsorge, bei umfangreichen Nebenwirkungen und bei alternativen Krebs-Behandlungsmethoden unbedingt beachten sollten!

Rainer Bloch Verlag

Dringende Empfehlung: Lassen Sie sich vor jeder Unternehmung/Handlung von einem fachlich qualifizierten Arzt, Facharzt und/oder Heilpraktiker beraten.

Arbeiten Sie auch im Ausland nur mit dort zugelassenen und praktizierenden Fachkräften wie Ärzten und geprüften Heilpraktikern mit entsprechenden Referenzen. Investieren Sie lieber etwas mehr Geld in eine ordentliche Behandlung. Wir empfehlen grundsätzlich bei allen gesundheitlichen Problemen die Konsultation eines Arztes. Begeben Sie sich in medizinische Behandlung und lassen Sie sich von erfahrenen Ärzten helfen. Alle Texte in dieser Publikation dienen nur der Information. Sie sollten nicht als Handlungsempfehlung verstanden werden. Nur fachlich qualifizierte Kräfte können Ihre Situation bzw. Ihren Gesundheitszustand korrekt einschätzen bzw. beurteilen und geeignete Empfehlungen aussprechen.

Krebs – so läuft es wirklich

Infos für Betroffene und Angehörige:

Was Sie im Krankenhaus, bei der Behandlung, Nachsorge, bei umfangreichen Nebenwirkungen und bei alternativen Krebs-Behandlungsmethoden unbedingt beachten sollten!

Verlag: Rainer Bloch Verlag
ISBN 978-3-942179-47-8
1.Auflage Mai 2019
Paperback DIN-A5
Umschlagfoto, Photographee.eu/Shutterstock.com

Druck:

SOL-Service GmbH, Westendstraße 5, 86529 Schrobenhausen

Impressum:

Rainer Bloch Verlag, Schwetzinger Str. 4, D - 69469 Weinheim

Webseite: **www.Bloch-Verlag.de**

E-Mail:buch@bloch-verlag.de

Inhaltsverzeichnis

Vorwort

Schon wieder ein Buch über Krebs? Nein, es soll kein gewöhnliches Buch zu diesem Thema sein, das Sie als Betroffener oder Angehöriger in der Regel kaum weiterbringt. Hier werden konkrete Informationen und Ratschläge veröffentlicht, die sich in der Praxis bewährt haben. Selbstverständlich gleicht kein Patient dem anderen und jeder hat mit unterschiedlichen Erkrankungen und Nebenwirkungen bzw. deren Stärke zu kämpfen, aber es gibt doch viele beachtenswerte Tipps, die allen Betroffenen bei der Bewältigung der Krankheit helfen können. Dazu gehören auch vermeintlich simple Anwendungen mit guter Wirkung, sowie alternative Therapien.

So manch nützliche Information erhalten sie eben kaum von den Ärzten, welche oft von einem Patienten zum nächsten hetzen, um ihr Soll überhaupt erfüllen zu können. Natürlich soll hier kein falscher Eindruck vermittelt werden. Die meisten Ärzte bemühen sich nach Kräften und redlich um das wohl ihrer Patienten. Trotzdem sind sie den Zwängen des Medizinbetriebs ausgesetzt, müssen mit überbelegten Stationen und einem sehr engen Zeitrahmen pro Patienten kämpfen. So sind bei Gesprächen zwischen Arzt und Patient zwangsweise zeitliche Grenzen gesetzt. Bei weitem nicht alle Informationen zu Therapie, Krankheit und Hilfsmittel werden durch Ärzte vermittelt.
Dabei sind diese Informationen so wichtig, dass sie über Therapieerfolg bzw. Durchhalten oder Misserfolg bzw. Abbruch entscheiden können. Wirklich? Einige Patienten halten notwendige Therapien nicht aus und brechen diese vorzeitig ab. Die Resultate sind dann meistens leider nicht positiv.

Woher kommen also die wertvollen Tipps?

Sie stammen größtenteils direkt von Patienten, welche selbst umfangreiche Therapien absolvieren mussten, selbst experimentiert – und praktikable Lösungen für bekannte Probleme gefunden haben. Ärzte, Therapeuten, Onkologie Schwestern und Naturmediziner wurden natürlich ebenfalls interviewt. Diese Vielfalt nützt und schützt die Patienten auf ihrem Weg, die schwere Krankheit zu besiegen oder möglichst lange in Schach zu halten.
Das gesammelte Wissen vieler Beteiligter steht Ihnen nun zur Verfügung. Alle Betroffenen und Angehörigen hatten bestätigt, dass sie sehr dankbar gewesen wären, wenn diese Tipps bereits

bei ihrer Therapie vorgelegen hätten. Fast alle hatten viele „Versuch- und Irrtum- Spiele“ mit der Bewältigung der Krankheit und den vielfältigen Nebenwirkungen hinter sich. Kurz: Das Leiden aufgrund von Nebenwirkungen und Begleiterscheinungen der Therapie wurde oft nur durch eigene Experimente gelindert.

Entsprechend hoch war die Bereitschaft, Erfahrungen zu teilen und somit anderen Betroffenen zu helfen. Die Idee kam bei Betroffenen und Angehörigen sowie auch dem medizinischen Personal wirklich gut an.

Niemand weiß bekanntlich alles. Das gilt für alle Beteiligten. Deshalb haben wir mühsam in Kleinarbeit viele nützliche Informationen zusammengetragen um den Lesern einen reichhaltigen Überblick zum Thema zu verschaffen. Kein Zweifel: Viele Betroffene sind schon älter. Die Gruppe der Senioren ist aber meistens völlig überfordert und benötigt daher dringend Unterstützung in Form von komprimierten Informationen.

Niemand soll mehr als nötig unter den Begleiterscheinungen einer solchen Krankheit leiden. Deshalb muss sich jeder Betroffene selbst um zusätzliche Maßnahmen zur Linderung von Übelkeit, Schmerzen und der schon fast unvermeidlichen chronischen Schwäche kümmern.

Merken Sie sich: Ohne Eigeninitiative wird es nicht gehen. Legen Sie ihr Schicksal also nicht vollkommen in die Hände anderer, sondern gestalten sie es aktiv- während – und vor allem auch nach der Therapie. Eine erfahrene Onkologie-Krankenschwester hat es treffend ausgedrückt: „Manche Patienten geben ihr Hirn an der Pforte ab, sobald sie ein Krankenhaus betreten.“
Das darf natürlich unter keinen Umständen geschehen. Sie als Patient und/oder Angehöriger, Freund, Bekannter oder Kollege sind stets gefordert. Ihre Mitarbeit ist wichtig und nötig.

Vier Augen sehen mehr als zwei und Fehler kommen auch in der Onkologie vor. So kann es vor allem bei der Berücksichtigung von Vorerkrankungen zu vermeidbaren Missverständnissen kommen, was der Autor vor Ort selbst erlebt hat. Sie zweifeln an der Sorgfalt bei der Behandlung? Menschen machen Fehler, vergessen richtige Einträge zu machen und vergessen durchaus auch Angaben in Berichten. Das ist kein böser Wille, sondern Überlastung bzw. Überforderung. Deshalb sollten Sie bzw. der

Partner, Freund, Kollege mitkontrollieren und auf eventuelle Unstimmigkeiten hinweisen, bevor eine Medikation erfolgt.

Zusätzlich finden Sie zahlreiche Informationen zu alternativen Therapien, biologischen Hilfsmitteln und Ergänzungen zur Reduzierung von Beschwerden. Mit einem Blick über den Tellerrand hinaus erschließen sich neue Möglichkeiten der zusätzlichen Behandlung. Jeder muss seinen Weg finden.

Eine Garantie auf Heilung oder vermeintliche Wundermittel werden Sie in diesem Buch nicht finden. Solche Erwartungshaltungen können nicht befriedigt werden.

Mit den Tipps gelingt Ihnen aber wahrscheinlich die Transformation des Kampfes auf eine ganz andere Ebene. Genau das hilft Ihnen als Betroffener oder Angehöriger wirklich:

Mehr Kraft zur Bewältigung der sehr schweren Situation und unkompliziert anwendbare Ratschläge von Insidern sorgen für eine ganz andere Basis bzw. Ausgangsposition. Ihnen stehen unterschiedliche Sichtweisen sowie Lösungsansätze zur Verfügung, welche wohlüberlegte Entscheidungen erst ermöglichen. Am besten studieren Sie die Inhalte bevor eine Therapie begonnen wird. Dann wissen Sie in etwa, was auf Sie zukommt und welche Alternativen zur Verfügung stehen.

Was qualifiziert den Autor?

Als Angehöriger eines Krebspatienten hat der Autor viele Behandlungen, Informationen und Tipps selbst in der Praxis in Augenschein nehmen können. Zahlreiche Gespräche mit Onkologen, Schwestern, Therapeuten, anderen Patienten, Forschern und Naturmedizinern folgten. Dieser gesamte Eindruck sowie die persönlichen Erfahrungen ermöglichen es, ein Bild zu vermitteln, das bei unbedarften Patienten und Angehörigen so manche Fehlentscheidung verhindern kann. Letztendlich geht es um die verständliche Erklärung und Beschreibung von komplizierten Inhalten, damit jeder Betroffene nachvollziehen kann, auf welchen Grundlagen Entscheidungen über Therapien getroffen werden können.

Mithilfe der neutralen Berichterstattung anhand vieler Patientenberichte kann der Leser in etwa einschätzen, was bei unterschiedlichen Varianten auf ihn zukommt. Es geht nicht um Bewertungen einzelner Verfahren, Therapien und Methoden, sondern eher um die Vielfalt bei den Möglichkeiten zur Bewältigung der Krankheit. Der harte Weg, den noch viele Patienten und Angehörige gehen müssen, sollte nicht durch Unbedarftheit und Unwissenheit noch erschwert werden. Wenn die Diagnose „Krebs" verkündet wurde, haben Betroffene kaum eine Chance, sich noch ausführlich mit Recherchen zu beschäftigen. Dann müssen die hilfreichen Tipps bereits komprimiert bereitstehen.

Motto: Hilfe zur Selbsthilfe

Nur, wer die passenden Informationen zur Verfügung hat, kann diese auch nutzen bzw. anwenden. Wir möchten hier nicht mit zahlreichen Fachausdrücken glänzen oder medizinische Studien detailliert beschreiben. Das bringt Sie nicht weiter. Es geht vielmehr um konkrete, einfach nachvollziehbare Tipps für jeden Betroffenen und Angehörigen.

Das Grauen hat einen Namen

Zahlreiche Gespräche mit Ärzten, Therapeuten, Heilpraktikern, Naturmedizinern und Onkologie Schwestern machen deutlich, dass Krebs in allen Formen und Ausprägungen eindeutig auf dem Vormarsch ist. Selbst Fachleute wundern sich über die sprunghaft steigenden Fallzahlen. Die Leiterin einer Station mit über 18 Jahren Erfahrung bringt es auf den Punkt: „Früher hatten wir vor allem Brustkrebspatientinnen, Darmkrebsfälle und vereinzelt Magenkrebspatienten. Heute treten zusätzlich immer mehr seltene Krebserkrankungen auf. Selbst die Ärzte wundern sich über den massiven Anstieg." Vor allem seltene Krebsarten wie Lymphome und Leukämie in allen Varianten sind auf dem Vormarsch. Erhebliche Steigerungsraten verzeichnet man bei Darmkrebs, Lungenkrebs, Magenkrebs und Brustkrebs.

Zahlreiche Onkologiestationen in Krankenhäusern sind mittlerweile dauerhaft überbelegt. Da werden Zweibett-Zimmer mit vier schwer Erkrankten belegt. Sie können sich bestimmt vorstellen, dass eine solche Überbelegung nicht gerade zur Genesung beiträgt und die Patienten froh sind, wenn sie das Krankenhaus wieder verlassen können.

Die Schwestern sind leider oft völlig überfordert, weil sie einfach zu viele Patienten auf einmal versorgen müssen. Zudem müssen immer mehr pflegebedürftige Patienten betreut werden, was natürlich mit einem enormen zeitlichen Aufwand verbunden ist.

Da bleibt dann einfach zu wenig Zeit für ein persönliches Wort, oder ein Zuspruch, den schwer kranke Personen dringend brauchen würden. Das Pflegepersonal wird oft von Praktikanten unterstützt und leistet ohne Zweifel viel. Patienten sollten sich vor Ort einfügen und den Anweisungen der Pflegekräfte folgen. Arbeiten sie möglichst mit. Dann machen sie es den Pflegekräften nicht unnötig schwer.

Warum erkranken immer mehr Menschen?

Die Gründe dürften vielfältig sein: Ungesunde Lebensweise, Zufall, Mutationen, Mangel an Bewegung, dauerhaft falsche Ernährung, ungenügende Lebensmittelqualität, zu viele Gifte (z.B. Alkohol, Tabak) unnatürliche Zusätze in der Nahrung, zu viel Stress, eventuelle genetische Vorbelastungen, eventuelle Vorerkrankungen, Umweltverschmutzung, Strahlenbelastungen, industrialisierte Umgebung, giftige Arbeitsumgebung, unnatürliche Lebensweisen, Schichtarbeit, übertriebene Hektik und mangelnde Ruhe. Die Liste lässt sich munter fortsetzen.

Natürlich spielt der medizinische Fortschritt eine bedeutende Rolle. So werden aktuell viel mehr Krebsfälle als solche erkannt und behandelt, die früher schlichtweg unerkannt geblieben - oder sogar falsch angegangen worden wären. Übrigens: Krebserkrankungen hat es zu allen Zeiten gegeben. Noch vor 100 Jahren starben viele Bürger an der sogenannten „Schwindsucht“ (Tuberkulose). Fachleute sind sich einig, dass bereits damals einige Krebsfälle darunter zu finden waren. Immer mehr ältere Bürger erkranken an Krebs, der aktuell behandelt wird. Noch vor 70 Jahren wären diese Patienten nicht adäquat versorgt worden.

Zwei Wissenschaftler der John Hopkins University in Baltimore (Christian Tomasetti, Bert Vogelstein, Maryland) bestätigten anhand einer weltweiten Datenbasis, dass zwei Drittel aller Krebsmutationen auf Fehler bei der Teilung von Stammzellen beruhen. Wenn eine normale Zelle sich teilt, entstehen jedes Mal mehrere Fehler, welche die Quelle für Krebsmutationen sind. Mutationen an Stammzellen werden an viele weitere Zellen weitergegeben. Aus einer Vielzahl derartiger Kopierfehler - gepaart mit Umwelteinflüssen - kann dann die Krankheit entstehen. Zellen mit Kopierfehlern haben eine winzig veränderte DNA, die auch an Nachkommen weitergegeben werden kann.

Im Hinblick auf alle Krebsarten errechneten die Spezialisten eine Quote von 66 % der Tumormutationen, welche auf Kopierfehler zurückzuführen sind. 29% sind von Umwelteinflüssen bzw. dem Lebensstil abhängig. Nur 5% resultieren auf erblichen Faktoren. Meistens müssen mehrere Mutationen zusammenkommen, ehe ein Krebs entsteht.

Dennoch sei der Einfluss der eigenen Lebensweise bei einigen Krebsarten (Lunge, Speiseröhre, Haut) beträchtlich, was Onkologen nur bestätigen können. Die Spezialisten gehen bei vielen Krebsarten von 50% verhaltensbedingten Krebserkrankungen aus. Dabei denkt man oft an die typischen Sachverhalte wie Tabak und Alkohol, aber es kommen durchaus neue Plagen hinzu: Fettleibigkeit und Bewegungsmangel. Experten gehen davon aus, dass vor allem Übergewicht noch zu massiven Steigerungsraten bei Erkrankungen führen dürfte.

Und: Es trifft leider alle. Selbst sich vorbildlich verhaltende Personen erkranken an Krebs. Da haben wir z.B. den Fall eines langjährigen Sportlers, der sich gesund ernährt und nie in seinem Leben geraucht hat. Trotzdem ist er an Lungenkrebs erkrankt und kurz darauf verstorben. Erst bei gründlichen Nachforschungen kam heraus, dass er in der Nähe eines Bahnhofs lebte, an dem oft alte Dampflokomotiven „halt“ machten und verstärkt Ruß abließen. Dieser Ruß sammelte sich auf den Fenstern, Fensterbänken und in den Gärten der Nachbarn, welche dort Gemüse anbauten und natürlich auch verspeisten.

Ein Langläufer, der an vielen Rennen teilgenommen hat, erkrankte ebenfalls, obwohl er nachweislich sehr gesund gelebt hat. Er konsumierte fast nur Müsli, Obst und Gemüse. Zugegeben: Das sind Einzelfälle, aber es gibt sie.

Niemand weiß letztendlich mit Sicherheit warum Krebs entsteht. Das Zusammenspiel der Einflussfaktoren ist sehr komplex und bei jedem Betroffenen unterschiedlich ausgeprägt. Und: Jeder Körper hat mit unterschiedlichen Schwächen zu kämpfen.

Es dürften noch viele weitere Forschungsarbeiten nötig sein, um die Gründe zumindest enger eingrenzen zu können. So müssen auch vermehrt Abläufe in den Körpern von Tieren studiert werden. Mäuse entwickeln z.B. schon nach zwei Jahren Krebszellen. Kühe leben dagegen bis zu ihrem Lebensende weitgehend ohne bösartige Krankheiten. Schildkröten werden oft 100 Jahre alt ohne an Krebs zu erkranken. Warum?

Es sind also noch lange nicht alle Fragen geklärt.

Sie sind schlapp? Vorsicht! Es kann etwas Ernsthaftes sein.

Oft fühlt man sich erst mal schlapp, müde, ohne Antrieb und weiß nicht warum. Nachts drückt der Schweiß aus den Poren. Vielleicht kommt ab und zu noch unerklärliches Fieber über 38 Grad Celsius hinzu. Solche Symptome werden gern verdrängt und auf momentane Situationen, Stress oder andere Vorkommnisse geschoben. Mit der Zeit stellen sich Müdigkeit, Erschöpfung und Schwäche ein, welche Betroffene schon fast lähmen können. Insgesamt fühlt man sich schlapp, ausgezehrt und urlaubsreif.

Nun, das gibt es schon mal und wird oft auf Überarbeitung geschoben. Fast jeder nimmt die Beschwerden zunächst nicht ernst und hofft auf ein baldiges Vergehen der Erscheinungen. Wenn die Beschwerden von selbst wieder verschwinden, schenkt man dem Zwischenfall bald keine Beachtung mehr. Das geschieht auch bei vielen Betroffenen. Die Symptome verschwinden zeitweise wieder. Manche überwinden diese Phase auch komplett. Der Körper hat dann mit seinen eigenen Abwehrkräften gesiegt. Leider gelingt dies nicht bei allen Menschen.

Dann fühlt man sich nach einiger Zeit erneut schlapp und krank. Es gibt aber auch andere Fälle, bei denen Betroffene zunächst überhaupt nichts bemerken. Per Zufall werden dann Tumore oder schon Metastasen im Rahmen einer Routineuntersuchung entdeckt. Bei einigen Krebsarten (z.B. Bauchspeicheldrüsenkrebs) treten auch heftige Schmerzen auf (z.B. im Rücken). Diese werden dann oft erst einmal behandelt, ohne die Ursache zu kennen.

Meistens, erst nach Wochen oder Monaten raffen sich manche Betroffene auf und vereinbaren einen Termin beim Hausarzt, der oft nichts Nachteiliges feststellen kann und den Patienten mit ein paar guten Ratschlägen wie „Stress vermeiden“, „für Ausgleich sorgen“ und „gut ausruhen“ auch nicht wirklich weiterhelfen kann. „Na gut. Bin ich eben überarbeitet“, denken die Patienten und lassen sich wieder treiben. So richtig besser wird das eigene Befinden aber oft nicht. Das ist ein „Teil des Spiels“, vermuten die Betroffenen.
Nach weiteren Wochen oder Monaten stellen sich dann weitere Beschwerden ein: unerklärliche Schmerzen, vermehrt Nachtschweiß, Unruhe, Schlaflosigkeit. Wieder halten es viele für Anzeichen einer Überforderung. Einige wenige treibt es wieder zum Arzt, der dann oft zusätzliche Maßnahmen wie ein erweitertes Blutbild, ein CT oder MRT oder / und Röntgen des Thorax in die Wege leitet. Dabei stellen sich dann erste Verdachtsmomente heraus, welche weiter abgeklärt werden müssen.

Spätestens zu diesem Zeitpunkt sollten Sie auf eine Überweisung zum Internisten und Onkologen bestehen. Je früher ein Termin verfügbar ist, desto besser, denn es kann jede Woche zählen. Der Onkologe veranlasst umfangreiche Bluttests, eventuell Biopsien oder andere Gewebeentnahmen, um verdächtige Ansammlungen von Zellen feingeweblich analysieren zu lassen. Unter Umständen folgen auch kleine Operationen, um Gewebe eindeutig zu untersuchen bzw. zu entnehmen (Histologie, Pathologie).

Nach einigen Wochen liegen die Ergebnisse dann vor. Jeder hofft auf unverdächtige Anzeichen und harmlose Ursachen der Beschwerden. So mancher Virus kann etwa derartige Symptome auslösen. Doch leider wird es in der Praxis sehr oft ernst, sehr ernst:
Dann folgt der verhängnisvolle Satz: „Herr / Frau ....., wir haben da leider etwas gefunden, was da nicht hingehört.“

Wenn Betroffene Glück haben, wurde der Tumor bereits bei der Gewebeentnahme vollständig entfernt. Das ist aber bei weitem keine Garantie dafür das sonst alles in Ordnung ist.

Zuerst besteht ein Verdacht, der durch weitere Untersuchungen ausgeschlossen oder bestätigt werden muss. Wenn dann aber alle Ergebnisse vorliegen und kein Zweifel mehr besteht, gibt es kein Zurück mehr.

Hier nimmt dann das Unheil seinen Lauf. Zuerst ist man einfach nur geschockt, kann die Tragweite der Diagnose noch nicht erfassen. Allmählich realisiert der Betroffene das Geschehen und fällt meistens in depressive Verstimmungen, gepaart mit Wut, Niedergeschlagenheit, Fassungslosigkeit und Angst, was völlig normal ist. Es dauert lange, bis man zur Fassung zurückkehren kann. Manchen Patienten gelingt dies nie. Trotzdem ist es äußerst wichtig, von nun an systematisch vorzugehen und wirklich alle Fragen vor der Behandlung zu klären.

Folgende Fragen sollten beim Arztgespräch gestellt werden:

- Wie ist die genaue Bezeichnung der Erkrankung und des Stadiums?
- Was sind die gängigen Symptome?
- Wie erklären sich die Symptome?
- Welche Symptome deuten auf eine Ausbreitung der Krankheit hin?
- Was ist das Ziel der Behandlung? Soll sie heilen (kurative Therapie) oder das Fortschreiten verzögern, Komplikationen vermeiden, Symptome lindern und die Lebensqualität erhalten (palliative Therapie)?
- Welche Möglichkeiten der Behandlung gibt es?
- Für jede Möglichkeit jeweils: Wie wirkt die Behandlung? Welche Nebenwirkungen sind zu erwarten?

- Wie ist der wahrscheinliche Nutzen im Vergleich zu keiner Behandlung?

- Wie viel Erfahrung besteht mit der Behandlung?

- Welche Untersuchungen werden nötig?

- Ist eine Vorbereitung auf Untersuchungen nötig?

- Welche Bedeutung haben die Blutwerte?

- Wie läuft die Behandlung ab? Wie viel Zeit muss der Patient aufbringen?

- Wie lange dauert die Behandlung/der Krankenhausaufenthalt?

- Wie effektiv ist die Behandlung?

- Welche Nebenwirkungen gibt es? Wie können diese vermindert werden?

- Wie lange dauern sie an?

- Wie lassen sich Nebenwirkungen vermeiden oder behandeln?

- Wie häufig sind während der Behandlung Besuche beim Arzt/in der Klinik notwendig?

- Welche Untersuchungen sind während und nach der Behandlung erforderlich- und wie oft?

- Welche Auswirkungen hat die Behandlung auf das persönliche Leben – alltägliche Aktivitäten, Familie, Partnerschaft, Sexualität und Beruf?

- Sind Änderungen der Lebensweise oder der Ernährung nötig?

- Wer ist bei Fragen und Problemen während und nach der Behandlung ansprechbar?

- Worauf sollten Sie während der Behandlung selbst achten?

- Wo gibt es weitere Informationen?

- Wo können Sie bei Bedarf vor der Entscheidung eine zweite Meinung erhalten?

- Wie sieht es mit der Arbeitsfähigkeit aus?

- Wird externe Hilfe im Alltag benötigt?

- Besteht die Gefahr ein Pflegefall zu werden?

- Welche Lebensmittel können konsumiert werden?

- Darf ein Fahrzeug geführt werden?

- Gibt es Einflüsse auf das Sexualleben?

- Was geschieht, wenn die Therapie absolviert wurde?

- Können Angehörige auch Hilfe / Beratung erhalten?

Wenn sie jetzt vor Schreck erstarrt sind, ist dies verständlich, aber diese Fragenliste dient nur ihrem Wohl. Sie müssen lernen, dem medizinischen Personal alle verfügbaren Informationen zu entlocken. Das ist vor–, während-, und nach der Therapie sehr wichtig.

Medikation nach Schema

Die Onkologen behandeln oft nach Vorgabe, d.h. nach festgelegtem Therapieschema für die vorliegende Krankheit. Anhand der Vorgaben bespricht der Arzt mit dem Patienten den Ablauf der Therapie. Von dem Schema wird oft nur bei besonderen Vorkommnissen abgewichen. Dazu gehören eventuelle Vorerkrankungen des Patienten, welche Anpassungen der Medikation erforderlich machen würden. Je mehr Vorerkrankungen vorhanden sind, desto schwieriger wird die Anpassung der Therapie. Je nach aktuellem Zustand des Patienten und Ziel wird dann noch die Intensität der Behandlung festgelegt.

Lassen Sie sich alles haarklein erklären und bestehen Sie auf einer ausführlichen Erläuterung der Folgen, möglichen Nebenwirkungen und Erfordernisse der vorgeschlagenen Therapie. Bei der schulmedizinischen Therapie unterschreiben Patienten zuvor einen Behandlungsvertrag (Klinik, Ambulantes Zentrum). Diesen Vertrag sollten sie gut studieren und dessen Inhalt berücksichtigen, bevor sie unterzeichnen. Lassen Sie sich damit Zeit und überlegen Sie gut, ob Sie unterzeichnen wollen. Auf keinen Fall sollten Sie sich vom medizinischen Personal oder anderen unter Druck setzen lassen. *Es geht um Ihre Gesundheit.*

Die zweite Meinung hilft bei der Behandlung

Es ist immer ratsam, die Diagnose und Therapie mit einem zweiten fachkundigen Arzt zu besprechen. Fast alle Onkologen tun dies ihrerseits ohnehin. Wenn es die Zeit zulässt, sollten Sie daher noch einen anderen Onkologen aufsuchen und den Fall vortragen. Die gesetzlichen Krankenkassen und auch die privaten Krankenversicherungen finanzieren die Zweitmeinung. Bei privaten Kassen sollten Sie natürlich zuvor die Versicherungsbedingungen studieren. In den onkologischen Zentren arbeiten die Ärzte im Team und besprechen Diagnosen und Therapien (Tumorboard). Dies geschieht in der Regel auch bei den anderen Krankenhäusern mit onkologischen Stationen, aber viele Patienten erhielten durch weitere Meinungen des Tumorboards eine angepasste Therapie.

Diese kann für den Erfolg der Behandlung von entscheidender Bedeutung sein. Ein Besuch bei einem Naturmediziner kann auch nicht schaden. Eventuell kann er schonende bzw. ergänzende Therapien vorschlagen, die aber trotzdem wirksam sein können. Lassen Sie sich keine Denkverbote auferlegen, sondern bleiben Sie für alle Richtungen offen. Letztendlich entscheiden Sie, welche Therapie Sie haben möchten. Nach sorgsamem Abwägen aller Vor – und Nachteile folgt dann die Entscheidung über den weiteren Behandlungsweg. Arbeiten Sie mit den Ärzten zusammen, die alternative Methoden oder Ansichten nicht gleich verteufeln. Eine Kooperation zwischen Schulmedizin und anderen Richtungen ist durchaus möglich.
Vor allem bei der Bekämpfung von Nebenwirkungen können auch alternative Wege zum Erfolg führen.

Es trifft Betroffene und Angehörige wie ein Schlag eines Profi Boxers in die Magengrube: Krebs

Erst kommt einem alles völlig unwirklich vor, wenn der Arzt im Blut böse Zellen findet, Tumormarker anschlagen oder der Befund des Ultraschalls oder bei der CT-Untersuchung (Computertomographie) klare Hinweise auf einen Tumor zeigt. Dann folgt eine endlose Odyssee bei Ärzten, Voruntersuchungen, Laborbefunde und man braucht viel Geduld. Ein großer Bestandteil des zukünftigen Daseins besteht aus Warten. Warten auf die Ärzte, Schwestern, Untersuchungen, Befunde und Therapien. Da kann es schon vorkommen, dass Sie z.B. 5-7 Stunden auf eine einzige Infusion warten, weil diese erst bei der Blutbank bestellt werden muss, oder Medikamente für Therapien in der Apotheke speziell für Sie hergestellt werden.

Die durchlebte, emotionale Achterbahn ist unbeschreiblich. Betroffene, sowie Angehörige fallen in riesige Löcher, die sich mit der Zeit noch mehr öffnen. Starke Emotionen und wirre Gedanken machen diese Zeit wirklich schwer erträglich.

Keine Frage: Unheimliche psychische und körperliche Stärke ist hier gefragt. Leider geht dies alles schon vorab an die Substanz des Patienten, der ohnehin schon mit der Krankheit kämpft und der Angehörigen, welche das Unheil eventuell schon kommen sahen. Man kommt sich vor wie in einem schlechten Horrorfilm. Der Alptraum stellt sich aber leider als real heraus. Es gibt kein Erwachen.

Eine Flucht ist nicht möglich. Die Krankheit ist da und wird über eine lange Zeit das Leben des Betroffenen und der Angehörigen bestimmen. Man braucht sich keinen Illusionen hingeben. Die Behandlung, Bewältigung der Krankheit und deren Folgen erfordert alles vom Patienten und dessen Umfeld. Wut, Angst und Enttäuschung äußern sich in emotionalen Ausbrüchen, depressiven Verstimmungen und tiefer Trauer. Fassungslosigkeit macht sich breit.

Es bleibt nichts anderes übrig, als sich dem Problem zu stellen, sich damit auseinanderzusetzen und damit irgendwie klarzukommen. Selbstverständlich klingt der letzte Satz hart, aber es bleibt keine andere Alternative, außer das Ableben bzw. weiteres Leben ohne Behandlung, welches dann irgendwann mit Übelkeit, starken Schmerzen und Angst endet. Dabei bleibt es dem Patienten überlassen, welchen Weg der Behandlung er gehen möchte. Niemand ist verpflichtet, sich einer bestimmten Behandlung zu unterziehen. Die überwiegende Anzahl der Betroffenen werden schulmedizinisch behandelt. Einige wenige konzentrieren sich auf alternative Methoden und Therapien oder eine Kombination aus beiden Welten.

Wertungen oder Beurteilungen unterschiedlicher Therapien gehören nicht zu den Anliegen dieses Buches. Wir stellen bekannte Methoden und alternative Wege vor, ohne diese zu bewerten, bewerben oder infrage zu stellen. Zu einen steht uns dies nicht zu und ist auch nicht unsere Absicht. Es geht vielmehr darum, ihnen eine vernünftige Entscheidungsgrundlage und Informationen aus der Praxis zu liefern. Da jeder Patient individuell verschieden ist und daher anders reagiert, kann es nicht nur den einen Weg geben. Fast immer sind es Kombinationen, die letztendlich zum Erfolg führen und dem Patienten eine akzeptable Lebensqualität, auch während der Therapie ermöglichen. Niemand möchte Sie zu einer besonderen Therapie drängen oder gar „überreden".

Verstehen Sie Hinweise und Beschreibungen bitte nicht als Handlungsanweisung. Mithilfe der Informationen in diesem Buch können Sie über den Tellerrand hinausblicken und ihren Horizont erweitern. Die Entscheidung über Therapie und Hinzuziehen alternativer Methoden liegt bei Ihnen allein. Tipp: Arbeiten Sie diesbezüglich mit mehreren Fachleuten zusammen.

„Kann ich es wirklich aushalten, oder nicht?" Eventuell kommen auch Selbstmordgedanken auf den Patienten zu. Aus der Sicht der Umgebung werden solche Tendenzen natürlich abgetan und verneint. Trotzdem: Der Suizid erscheint verständlich. Betroffene werden äußerst hart belastet und müssen auch während der Therapie mit Leiden, Schmerzen sowie Übelkeit, Unwohlsein rechnen. Da die modernen Therapien jedoch ein Überleben für viele Betroffene ermöglichen, sollte man sich dies als Betroffener gut überlegen. Die Heilungschancen waren noch nie so gut wie aktuell, weil die onkologische Forschung eben doch enorme Fortschritte bei der Behandlung gemacht hat. Neue Therapieformen werden ständig verbessert.

Selbst wenn eine Heilung nicht mehr möglich ist, können Betroffene dank moderner Medikation noch viele weitere Jahre in vergleichsweise gutem Zustand leben, da ein Wachstum von Krebszellen wirksam unterdrückt werden kann.

Trotzdem: Niemand außerhalb dieses Themenkreises kann sich vorstellen, mit welchen Abgründen man in dieser Zeit Bekanntschaft macht. Dazu kommen die schrecklichen Gedanken an das eigene Ende bzw. ein eventuell qualvolles Ende des geliebten Partners. Immer wieder muss man sich zu anderen Gedanken zwingen um nicht mit der Zeit verrückt zu werden, bzw. völlig abzudriften. Psychische Stärke zu entwickeln und aufrecht zu erhalten, gehört zu den wichtigen Eigenschaften während und nach der Therapie. Betroffene brauchen einen eisernen Willen zum Durchhalten und ein möglichst intaktes soziales Umfeld. Falls Sie alleine leben, sollten Sie sich schnell Unterstützung suchen (Bekannte, Freunde, Kirchen, soziale Einrichtungen, Vereine). Patienten brauchen Kontakte, um sich mitzuteilen und trotz Krankheit auch andere Bereiche des Lebens nicht zu vernachlässigen. Wenden Sie sich frühzeitig an einen guten Psycho - Onkologen, der Sie während der Therapie und danach begleiten kann.

Der Krebs ist ein Sadist, der Betroffene und Angehörige Schritt für Schritt mürbe macht. Dabei liegt meistens ein langer Weg vor ihnen. Durchhalten ist dabei die Devise, doch das ist bestimmt nicht leicht. Andererseits ist es absolut notwendig, wenn der Therapieerfolg eintreten soll, obwohl viele Patienten schon zu Beginn völlig erschöpft sind. Dabei treten alle Phasen der Wut, Depression und körperlichen Abgeschlagenheit auf.

Auch Angehörige können im Laufe der Zeit regelrecht ausbrennen, was immer wieder grob unterschätzt wird. Viele denken, sie müssten nun für den Partner stark sein. Das trifft zu, doch die eigenen Bedürfnisse darf man nicht aus den Augen verlieren, sonst besteht die Gefahr des kompletten Verfalls in die Helfer - Rolle mit anschließendem Burn-Out-Syndrom. Der Partner braucht natürlich Unterstützung in allen Formen. Das kann aber nicht soweit führen, dass man sich dabei total verausgabt und letztendlich auch noch krank wird. Angehörige sollten, wie auch Patienten, mit ihren eigenen Kräften haushalten, sich auf eine lange Strecke mit Entbehrungen, Rückschlägen und Problemen (körperlich, psychisch) einstellen. Trotzdem darf die Freude am Leben nicht zu kurz kommen.

Deshalb: Treffen sie sich auch mit anderen Freunden und / oder Bekannten. Machen sie Sport zum Ausgleich, betätigen Sie sich kreativ (Kunst, Musik) und sorgen Sie für „krebsfreie Zeiten".

Eine umfangreiche Krebstherapie dauert lange. Gönnen Sie sich daher immer wieder Auszeiten mit anderen Eindrücken, um den Alltag überhaupt durchstehen zu können.

Auch die Begleitung des kranken Partners erfordert unheimlich viel Kraft. Man bemüht sich, eine verlässliche Stütze zu sein, ohne in der Zeit auf sich und seine Bedürfnisse näher eingehen zu können. Dies gelingt vielleicht zum Teil in der therapiefreien Zeit.

Niemand kann sich vorstellen, in welchem Zwiespalt Angehörige gefangen sind. Neben der ständigen Unterstützung des Betroffenen, versucht man den Alltag, die Arbeit, die Verwaltungsformalitäten (Krankenkasse) noch irgendwie zu meistern, obwohl man mit den Gedanken meistens nicht richtig bei der Sache ist. Das bedeutet: Multitasking über lange Zeiträume und effektives Stressmanagement sind immer Begleiter. Lassen Sie sich nicht aus der Ruhe bringen. Ein Satz mit Bedeutung, denn Ruhe werden Sie in der nächsten Zeit kaum genießen können.

Auch wenn es nun unverständlich klingt: Legen Sie sich eine gewisse Härte zu. Dann gelingt es Ihnen vielleicht, eintretende Umstände als gegeben hinzunehmen, weil Sie ohnehin keinen Einfluss darauf haben. Religiös engagierte Menschen kommen eventuell leichter mit der Situation zurecht, weil diese Verantwortlichkeiten auf höhere Mächte zurückführen und auf diese bei Behandlung bzw. Heilung hoffen.

Die oben angesprochene Härte darf nicht als Gefühlskälte missverstanden werden. Angehörige sollten aber nicht alle Vorkommnisse komplett in sich aufnehmen, weil dann die Gefahr eines emotionalen Zusammenbruchs stark ansteigt. Die richtige Balance zu finden ist bestimmt nicht einfach, aber absolut notwendig. Jeder muss die passende „Mischung" für sich erkunden, ohne in Extreme abzugleiten. Der Patient hat nichts davon, wenn Angehörige während der Therapie selbst stark nachlassen oder gar aufgrund heftiger körperlicher und / oder psychischer Überlastung nicht mehr können, bzw. zusammenbrechen. Passen Sie also auf sich und ihre Bedürfnisse auf und erlauben Sie zumindest ein zeitweises Leben ohne Krankheit.

Dies kann z.B. die Sportstunde mit Freunden, eine ruhige Stunde am Musikinstrument oder der gesellige Abend im Stammlokal sein. Ihre Gedanken sollten sich nicht immer um die Krankheit drehen. Leichter gesagt als getan! Trotzdem sind Bemühungen zur Steigerung der eigenen Fitness und geistige Ablenkung derart wichtig, weil auf Anspannung eben Entspannung folgen muss, sonst wird man selbst noch krank. Dann kann man aber dem Patienten nicht mehr helfen.

Sie haben keine Geduld?

Das lernt man mit der Zeit, denn sie werden immer wieder warten müssen: Im Krankenhaus, im medizinischen Zentrum, in der Onkologie, auf Ergebnisse, Blutwerte, auf Therapien, auf Medikamente, auf Ärzte, Psycho-Onkologen, Therapeuten und Schwestern. Alle „Weißkittel" sind ständig im Stress und haben für Sie in der Regel nur wenig Zeit, weil der nächste Patient quasi schon in der Tür steht. Deshalb sollten Sie sich voll auf diese Kontakte konzentrieren und alle möglichen Fragen parat haben, wenn sich die Gelegenheit bietet. Scheuen Sie sich nicht, Fragen zu stellen. Nur auf diese Weise erhalten sie Stück für Stück Erkenntnisgewinne, die Sie dringend brauchen werden. Es ist nämlich nicht unbedingt so, dass man Ihnen alles auf dem Tablett serviert, sondern Sie müssen sich regen, Informationen einfordern und aktiv bleiben, um die Therapie bestens begleiten und überstehen zu können. Wer nicht fragt, verliert die Chance auf Verständnis und nützliche Information zu begleitender Therapie. Und:

Wenn Sie die einzelnen Schritte wirklich verstehen, fällt die Akzeptanz der Therapie leichter.

Auch wenn es schwerfällt: bleiben Sie aktiv, bleiben Sie dabei!
Das Schlimmste, was Ihnen jetzt passieren kann, ist komplette Resignation, Rückzug in einen introvertierten Bereich, der sich nicht mehr durchbrechen lässt. Aufgeben heißt in diesem Rahmen Stillstand, Verlust des sehr notwendigen Widerstands gegen die Krankheit und Übergabe der Kontrolle an andere. Äußer-

ungen wie „macht doch was ihr wollt. Mir ist eh alles egal“ sind wohl verständlich, zeugen aber von Selbstaufgabe.

Dann gefährden Sie den Erfolg der Behandlung. Deshalb sollten Sie sich unbedingt kundig machen, die Therapie nicht nur verstehen, sondern in ihren Möglichkeiten auch aktiv unterstützen. Kontrollieren Sie Medikamente und Infusionen, auch wenn die Schwestern vielleicht genervt reagieren. Es ist durchaus schon vorgekommen, dass z.B. Diabetikern trotz klarem Therapieplan mehrfach Glukose – Infusionen angehängt wurden. Ich war dabei und konnte die Medikamentenpumpe bei einem hohen Wert von 300 noch rechtzeitig stoppen! Unentdeckt kann das zum Tod oder schweren Komplikationen führen.

Es ist absolut wichtig, dass Sie aufmerksam bleiben und die Schwestern nicht einfach machen lassen, sondern exakt nachvollziehen, was gerade geschieht. Bedenken Sie immer: Jeder macht Fehler. Hier können solche Fehler aber schlimm enden. Fragen Sie auch Ärzte, was diese im Moment tun. Das sorgt für erneute Konzentration auf die Behandlung und kann vor Fehlern bewahren. Sie brechen damit die Routine auf, sodass das medizinische Personal zur Erläuterung der Maßnahme bei gleichzeitiger Selbstkontrolle kommt. Wenn Sie stets mitdenken, sichern Sie die korrekte Anwendung und beeinflussen ihren Therapieerfolg positiv.

Dieser Punkt ist sehr wichtig. Gerade zu Beginn der Therapie befinden sich noch viele Patienten in einem emotionalen „Loch“. Daher fallen Aufmerksamkeit und aktives Begleiten der Therapie schwer. Trotzdem: Patienten sollten an ihrer Einstellung arbeiten und nicht alles unkontrolliert den anderen überlassen. Der Vorteil liegt auch darin, dass man sich dann irgendwie zumindest noch teilweise als Herr der Lage fühlt, im Team mitarbeitet, bzw. sich nicht komplett ausgeliefert vorkommt, was auch für die psychische Verfassung von Bedeutung ist. Es werden gute und schlechte Zeiten folgen. Wenn es Ihnen mal nicht so gut geht, ist dies leider normal. Bereiten Sie sich gedanklich darauf vor, dann überstehen Sie die schlechten Phasen besser.

Das Leben ändert sich komplett

Von einem Tag auf den anderen finden sich Patienten und Angehörige in einer neuen Welt wieder. Absolut nichts ist so wie früher, sondern alles ändert sich, wird dem Ziel der Behandlung und Genesung untergeordnet.

Dies geschieht schon fast automatisch. Die Ausübung eines Berufes, wenn überhaupt möglich während der Therapie, gerät in den Hintergrund. Angestellte benötigen verständnisvolle Chefs. Selbständige müssen den beruflichen Alltag total neu organisieren um überhaupt bei der Sache bleiben zu können. Nicht selten leben betroffene Familien von den angesparten Reserven, denn die Termine rund um Behandlung, Untersuchungen kosten immens Zeit und Nerven. Als Angehöriger sollten Sie sich trotzdem bemühen, beruflich am Ball zu bleiben, was natürlich aufgrund der Situation äußerst schwierig ist. Betroffene sind ohnehin krankgeschrieben und erhalten Krankengeld, falls sie gesetzlich versichert sind. Privat Versicherte bekommen Krankentagegeld, wenn dies im Vertrag inkludiert oder separat abgeschlossen wurde.

Alles dreht sich um die Krankheit und deren Folgen. Der Schock kurz nach der Diagnose sitzt tief. Mit der Zeit wird jedem klar, dass ein Leben wie üblich der Vergangenheit angehört. Die Krankheit fordert ihren Tribut: viele Unternehmungen, Aktivitäten, unbeschwerte Zeiten finden nicht mehr statt. Sexualität fehlt während und auch nach der Therapie, weil die meisten Patienten keinen Gedanken daran verschwenden und auch körperlich kaum dazu in der Lage sind. Auch mit dieser Tatsache müssen Angehörige erst mal fertig werden.

Die Krankheit geistert ständig durch die Köpfe, bestimmt das Dasein und raubt allen Beteiligten unheimlich viel Kraft. Alltägliche Abläufe ändern sich von Grund auf. Aufgaben müssen übernommen werden, die der Erkrankte normal selbst erledigt hat. Alle notwendigen Formalitäten (Krankenkasse, Arbeitgeber, Fahrten etc.) fallen an. Gleichzeitig sollte der Erkrankte durch die Umgebung betreut werden, was in der Regel auch nur teilweise klappt, denn jeder hat seine Verpflichtungen, welche nicht von heute auf morgen geändert werden können.

Wer nicht betroffen ist, kann sich den Aufwand, der auf einen zukommt nicht vorstellen. Es muss dabei betont werden, dass die Mehraufgaben in einem emotionalen Ausnahmezustand erledigt werden müssen. Es fragt niemand nach den Befindlichkeiten der Leute, sondern diese sollten einfach nur funktionieren. Genau das ist es, was viele Angehörige auch nur noch tun: Funktionieren.

Die Umgebung realisiert dies, weiß aber oft nicht, wie das eigene Verhalten unterstützend sein könnte. Also zieht man sich zurück, in der Hoffnung, dass die Betroffenen in der Lage sind, alles Notwendige zu regeln. Solche Verhaltensmuster sind bei Verwandten oft zu finden. Niemand rechnet damit, also ist die Enttäuschung umso größer. Viele Erwartungshaltungen Betroffener und Angehöriger werden nicht erfüllt. Auch damit muss man erst einmal klarkommen. Der Familienverbund ist aktuell nicht mehr wie früher. Rechnen Sie mit allem, dann werden sie nur positiv überrascht, wenn etwas klappt.

Eines gilt für Patienten und Angehörige immer: Regeln Sie so viel wie möglich selbst, auch wenn es schwer ist. Wer sich in solchen Situationen auf andere verlässt, muss leider feststellen, dass kaum etwas funktioniert. Die Aufgaben sind mitunter komplex. Man muss sich erst einlesen, was die Meisten nicht können oder wollen.

Ärzte sind in diesem Zusammenhang oft auch keine Hilfe. Sie organisieren und koordinieren die Therapie. Wie der Patient dahin kommt und in welchem psychischen Zustand er ist, bleibt unberücksichtigt. Das medizinische Personal geht von einem funktionierenden Umfeld aus, was derzeit aber bei vielen Betroffenen nicht selbstverständlich ist. Je älter die Patienten sind, desto beschwerlicher wird die Sache. Dann wird schon der Gang vom Auto bzw. Taxi ins medizinische Zentrum zum Problem. Die Leute sind dann total fertig, wenn sie im Wartezimmer ankommen und müssen noch eine harte Therapie über sich ergehen lassen. Für das medizinische Personal ist das der Alltag.

Der Umgang zwischen Patienten und Angehörigen ändert sich auch. Jeder bemüht sich, auf die Wünsche des Betroffenen einzugehen. Meistens schafft man es, aber es gibt auch Zeiten, in denen Überforderung im Raum steht. Alles zur gleichen Zeit geht halt nicht.

Das eigene Gewissen nagt an den Angehörigen, die schwere Zeit dem Patienten so angenehm wie möglich zu gestalten. Das ist auch richtig so, darf aber nicht zur Selbstaufgabe führen. Immer wieder sind depressive Perioden zu überstehen. Ohne enorme Kraft und Zuversicht können Erkrankte nicht aus tiefen Löchern befreit werden. Die Substanz aller Beteiligten wird stark angegriffen.

Geister, die sie riefen.....

Hier sitze ich nun also neben den zahlreichen Erkrankten mit fahlen, grauen Gesichtern und ihren Infusionsständern. Manche haben einen Kranz voller Infusionen an ihrem Ständer. Mit Vorwässerung und Nachwässerung, es ist keine Seltenheit, wenn Patienten an einem Tag 4 bis 5 Liter Flüssigkeit verabreicht bekommen. Dürre, gequälte Menschen erhalten kurative (heilende) und palliative (erhaltende) Therapien.

Man traut sich fast nicht, die geschunden Patienten anzusehen. Ab und zu steht eine klapprige Gestalt auf, schiebt den mit zahlreichen Flaschen gespickten Infusionsständer vor sich her, um sich bei den Schwestern die nächste Dosis abzuholen. Das Elend ist mit den Händen zu greifen. Soviel Krankheit konzentriert auf einen Platz sieht man sonst nie. Diese geballte Ladung negativer Stimmung und Elend lässt sich kaum aushalten. Fast jeder hat den gewissen Ausdruck in seinen Augen. „Wie lange bleibt mir wohl noch“, „hilft die Therapie überhaupt“, „kann ich die Übelkeit und Schwäche aushalten?“ geht durch alle Köpfe.

Manche erhalten keine Therapie, weil die Blutwerte zu schlecht sind. Dann gibt es zum Aufbau schon mal Blutblättchen oder Bluttransfusionen. Andere sitzen bei der Blutkontrolle und erhalten ihre Werte direkt im Anschluss. Die onkologischen Schwestern geben ihr Bestes, müssen aber auch stets auf der Hut sein, wenn Patienten die Therapie nicht gut vertragen. Jeder Fehler bei der Medikamentenausgabe kann tödlich enden. Deshalb wird auch oft noch Rücksprache mit den Ärzten gehalten, bevor eine Infusion über den Port angeschlossen wird. Ab und zu kommt eine Ärztin vorbei und schaut nach den Patienten. Alle geben sich Mühe, den Sorgen und Nöten der Patienten gerecht zu werden. Es ist schon beachtlich, welche Verantwortung auf den Schultern des medizinischen Personals lastet.

Die morbide Atmosphäre lässt sich fühlen. Immer mehr Patienten mit gefüllten Infusionsständern stürmen das medizinische Zentrum der Onkologie. Sie sitzen in Reih und Glied, schlafen, dösen vor sich hin, lassen sich treiben, während die giftige und zugleich heilsame Brühe unaufhaltsam über den zuvor gelegten Port in den Körper fließt. Man beginnt zu überlegen, wie viele Jahre für die Einzelnen wohl noch bleiben.

Neben mir sitzt ein Mann (57 Jahre alt), der mit Darm – und Leberkrebs zu kämpfen hat. Seine Ärztin hat ihm noch 2,5 Jahre mit Therapie gegeben. Er hat sich ein Motorrad gekauft, um noch ein wenig Spaß zu haben.

Die Frau im Rollstuhl hat nach eigener Aussage vielleicht noch ein Jahr und 3 Monate. Es gibt aber auch andere, die trotz schlechter Aussichten kämpfen, an ihrem bescheidenen Leben hängen und alles für ein paar weitere Jahre tun. Etwa die Frau mit dem dritten Brustkrebs, die alle Schwestern im Zentrum schon lange kennen. Manchmal kommt sogar gute Stimmung auf, wenn vorwiegend ältere Menschen über alten Zeiten reden, sich über andere lustig machen und sich mit durchaus niveauvollem Galgenhumor unterhalten.

Dann sieht man auch bei sonst tieftraurigen Patienten ein Lächeln. Jedes Aufrütteln aus der Lethargie ist wertvoll. Jede freundliche Geste wird dankend angenommen. Wenn sie einen Krebspatienten treffen: Tun sie etwas für ihn/sie. Es ist ganz einfach: Spendieren Sie einen Kaffee oder fahren Sie ihn /sie heim.

Sämtliche Formen der Unterstützung sind gut und zeigen dem Betroffenen, dass er eben nicht allein ist, andere an ihn/sie denken. Das gibt wieder Auftrieb und sorgt für die nötige Kraft im Kampf gegen die Krankheit.

Mitentscheidend ist auch die persönliche Einstellung, bzw. die Energie gegen Widerstände, Nebenwirkungen und Begleiterscheinungen der Krankheit vorzugehen.

Fortschritte bei der Behandlung wurden ohne Zweifel gemacht, doch immer wieder versagen auch Therapien und müssen angepasst oder abgebrochen werden. Vor allem bei fortgeschrittenem Alter können oft nur noch leichte Therapien verordnet werden, weil der körperliche Zustand der Patienten andere Optionen nicht zulässt.

Die Hoffnung auf Heilung besteht zurecht. Jeder klammert sich an sein zuweilen kümmerliches Dasein, stets bemüht, den Anweisungen der Ärzte zu folgen und überflüssige Belastungen zu vermeiden. Ohne Hoffnung wird alles nur noch träge, müde, schlecht und schwermütig. Obwohl jeder diese Phasen durchmacht, ist es doch wichtig, sich schöne Momente zu gönnen, aktiv zu bleiben und das Leben jeden Tag zu genießen, wenn es das eigene Befinden zulässt, was einem zuweilen schon einen Strich durch die Rechnung macht. Neben der trüben Stimmung schlagen auch die zahlreichen Nebenwirkungen der Therapie auf die Patienten ein.

Eine lachende alte Dame mit Lungenkrebs hat schon 30 leichte Chemotherapien hinter sich und freut sich auf ihr Frühstück. Sie schlägt immer wieder vergnügt die Zeitung auf, trifft sich mit ihren Freundinnen und genießt jeden Tag, der ihr noch bleibt.
Dann gibt es aber auch andere, jüngere Patienten mit schweren psychischen sowie körperlichen Problemen. Tiefe Schwermut und Leidensdruck sieht man ihnen an. Sämtliche Versuche, sie aus ihrer Lethargie zu holen scheitern oft.

Das Leben erhält einen anderen Stellenwert, wenn man ernsthaft erkrankt ist. Vormals kleine Dinge werden wichtig und Prioritäten verschieben sich komplett. Patienten freuen sich über kleinere Fortschritte, wie etwa den kurzen Spaziergang ins nächste Kaffee, der zuvor noch nicht absolviert werden konnte.

Mögliche Ziele verändern sich drastisch. Vormals strebsame Geschäftsleute lassen sich „hängen“ und wollen nur noch die restlichen Jahre einigermaßen vergnügt verbringen, falls überhaupt möglich. Andere entwickeln plötzlich mächtige Kräfte, von denen sie nichts ahnten, kämpfen mit aller Macht gegen die Krankheit.

Betroffene mit guten Beziehungen, verständnisvollen und unterstützenden Partnern haben es eindeutig leichter, falls man in diesem Rahmen überhaupt davon sprechen kann. Wenn jemand da ist, für den es sich zu kämpfen lohnt, mobilisiert dies auch den Willen und die eigenen Kräfte. Alleinstehende benötigen dagegen einen eisernen Willen, müssen sich immer wieder selbst motivieren und möglichst erreichbare Ziele setzen. Verstärktes Durchhaltevermögen ist immer gefragt.

Nur wenige Betroffene können nach einer Therapie im Berufsleben wieder voll durchstarten. Alle eint die schreckliche Angst vor dem Rezidiv (Rückfall), einer oft eher schwer zu beherrschenden Situation. Dann geht nämlich die Therapie meistens leicht verändert wieder los, vielleicht mit anderen Zytostatika, aber eben doch meistens wieder Chemotherapie mit den ganzen Nebenwirkungen.

Oft wird auch nur eine Erhaltungstherapie verschrieben, welche heutzutage eher leicht dosiert ist, denn der Körper wurde durch die vergangenen Therapien schon geschwächt. In´s Bewusstsein rückt dann aber trotzdem die Tatsache, dass Heilung nicht mehr angestrebt wird, sondern der aktuelle Zustand so lange wie möglich aufrechterhalten werden soll. Die Psyche leidet enorm bei solchen Aussichten. Wer kann sich schon mit dem Gedanken anfreunden, dass sein Leben bald beendet sein wird?

Die Belastungen sind kaum vorstellbar. Ein wacher Geist muss sehr viel Kraft aufwenden, um derartige Situationen zu meistern.

Gesund für immer? Ein schöner Traum

Wer rechnet schon damit, ernsthaft zu erkranken? Gern verdrängt man solche Gedanken, obwohl die Statistik doch deutlich macht, dass es jeden Zweiten im Laufe seines Lebens treffen dürfte. Beunruhigend: Leider steigen die Fallzahlen unaufhaltsam. Erfahrene Onkologen teilten mit, dass im Vergleich zu früheren Zeiten aktuell bedeutend mehr Patienten auf onkologischen Stationen in Krankenhäusern zu finden sind. Natürlich muss man auch das heute höhere mögliche Lebensalter der Patienten berücksichtigen. Auch werden Patienten früher, besser und länger behandelt. Früher sind ältere Leute oft einfach gestorben und man wusste den wahren Grund nicht. Durch den Fortschritt bei Diagnosemethoden werden bösartige Erkrankungen vermehrt erkannt und behandelt. Die Gründe für die

Vermehrung der Krankheitsfälle sind vielschichtig und können je nach Art der Krankheit oft nicht wirklich ausgemacht werden.

Glauben Sie auch, dass sie völlig gesund alt werden, vielleicht 100 Jahre ohne Einschränkungen oder ernsthafte Erkrankung leben dürfen? Der Wunsch ist verständlich, aber leider nicht realistisch. Jeder träumt von einer heilen Welt mit vielen schönen Momenten, die durch nichts Negatives beeinflusst wird. Das ist ja auch verständlich.

Es gibt solche Fälle: erst kürzlich habe ich noch mit einer alten Dame geplauscht, die eigentlich nie richtig krank war und trotzdem 90 Jahre alt wurde. Glück muss man haben, gute Gene, ein positives Gemüt, gesunde Ernährung, wenig Stress und möglichst überhaupt keine Genussgifte zu sich nehmen. Dann kann es mit dem unbeschwerten Leben ohne Krankheiten klappen. In der heutigen Zeit dürfte ein solches Leben nur noch mit selbst bestimmter Tätigkeit, wunderbar funktionierendem Umfeld, und idealer sozialer Einbettung möglich sein. Drei Faktoren, welche zusammen vereint kaum mehr zu finden sind. Also: höchst unwahrscheinlich.

Ein Beispiel:

Auf einsamen Inseln vor Japan leben die Bewohner noch sehr naturverbunden. Dort ist „Krebs“ ein Fremdwort. Niemand kennt diese Krankheit. Die Bewohner essen ausschließlich Seealgen, Gemüse, vereinzelt Fisch, bearbeiten ihre Gärten und kennen keinen Stress. Es gibt solche Ausnahmen, aber sie sind sehr selten. Alle eint jedoch eine natürliche Lebensweise, die man heutzutage kaum mehr findet. In den „zivilisierten Länder“ möchten die Menschen auch nicht mehr natürlich leben. Zudem wäre eine solche Lebensweise mit Mühen und zahlreichen Entbehrungen verbunden.

Fast alle Menschen haben „böse“ Zellen in sich, die sich im Laufe des Lebens bilden bzw. mutieren. Bei einigen Menschen richten sie keinen Schaden an, weil das Immunsystem immer wieder damit fertig wird. Andere haben damit Probleme und die Krankheit kann sich leider ausbreiten. Fast jeder fragt sich: Warum ich? Eventuelles Fehlverhalten kann –, muss aber keine Rolle spielen.

Immer wieder: Klares Fehlverhalten

Wer intensiv raucht, riskiert sein Leben. Das dürfte wohl jedem Leser klar sein. Die Wahrscheinlichkeit der Entwicklung einer Krebserkrankung bei Rauchern ist sehr groß. Natürlich gibt es die seltenen Beispiele von aktiven Rauchern, die trotz intensiven Tabakkonsums 90 Jahre alt wurden. Die vielen anderen mit massiven Beschwerden aufgrund des Rauchens liegen in Krankenhäusern, auf Palliativstationen oder verweilen nicht mehr auf diese Erde. Ebenso führt Alkoholmissbrauch oft zu bösartigen Krankheiten. Auch das ist hinreichend bekannt. Man muss es klar formulieren: Alkohol ist ein reines Zellgift. Schon kleine Mengen davon sind letztendlich schädlich. Ausgeprägter Bewegungsmangel ist auch gefährlich. Massives Übergewicht begünstigt Krebserkrankungen.
Ähnliches gilt für grob falsche Ernährung wie z.B. zu viel „Fast Food“. Genetische Dispositionen sind bei manchen Krebsarten wahrscheinlich, bei anderen wiederum nicht. Es kann aber gut sein, dass in naher Zukunft noch weitere Erkenntnisse zu diesem Punkt veröffentlicht werden. Im Grunde sind noch viele Vermutungen im Spiel, welche nicht gesichert verifiziert werden können.

Und:

Schlichtweg Pech gehabt, ist auch eine plausible Antwort.

Habe ich etwas falsch gemacht?

Hatten meine Vorfahren oder Verwandten schon Krebs?

Habe ich nicht gesund genug gelebt?

Hätte ich mehr Sport treiben sollen?

Habe ich zu viel Alkohol getrunken?

Habe ich mich zu wenig bewegt?

Habe ich nicht genug Vorsorge betrieben?

Habe ich nicht genug geglaubt?

Ist das nun die Strafe Gottes?

Diese Fragen sind verständlich, aber letztendlich nutzlos. Natürlich macht man sich Gedanken und fragt sich, warum man selbst betroffen ist. Im Grunde können solche Gedanken nicht verhindert werden. Entscheidend ist aber die Kenntnis, dass es kommt und wieder vergeht, um nicht endlos damit beschäftigt zu sein und vielleicht sogar zusätzlich psychischen Schaden zu nehmen.

Wenn es soweit ist und die Diagnose zweifelsfrei feststeht, nützt kein Blick zurück, sondern die Kraft muss im Kampf gegen die Krankheit gut eingeteilt werden. Fragen Sie also nicht, warum die Krankheit ausgebrochen ist, obwohl es eine verständliche Reaktion auf die Diagnose ist. Durch solche Fragen und anschließendes Grübeln über viele Tage oder Wochen können Betroffene direkt in eine depressive Verstimmung abgleiten.

Das führt zu nichts und gefährdet letztendlich nur Ihren psychischen Zustand. Ergreifen Sie aber alle Maßnahmen, um ihre Behandlung und Genesung so angenehm wie möglich zu gestalten. Dazu gehört es vor allem in der häuslichen Umgebung eine gute Atmosphäre zu schaffen. Dies gelingt z.B. mit bevorzugter Musik, passenden Büchern/Hörbüchern, einem Video on Demand - Abo oder ähnlichen Ablenkungsmöglichkeiten. Nützlich sind auch Sportgeräte wie Ergometer, Laufband und Crosstrainer. Damit können Sie die Beweglichkeit erhalten und ein leichtes Training durchführen. Solche Geräte sollten möglichst schon zu Beginn der Therapie verfügbar sein.

Viele Betroffene werden aus dem Arbeitsleben herausgerissen und sitzen mit ihrer Diagnose dann zuhause. Ohne Arbeit und feste Termine bzw. geregelten Tagesablauf hat man viel Zeit zum Nachdenken. Allein deshalb schon sollten Sie für Beschäftigung sorgen, falls es ihr Zustand zulässt.

Selbstverständlich sollten Sie tun, was in ihren Möglichkeiten steht, um die Krankheit zu besiegen. Die Gefahr besteht aber, sich am Anfang zu sehr zu verausgaben. Deshalb: vorsichtig sein und sich auf eine längere Dauer des Kampfs einstellen. Alle Kräfte sollten gut eingeteilt werden.

Was kommt auf mich zu?

Zu Anfang gibt es jede Menge Fragen, Unsicherheit und Unkenntnis. Jeder Betroffene geht mehr oder minder naiv an die Sache heran. „Leben Sie wie früher weiter“, lautet der Rat des Onkologen. Das ist leider mehr Wunsch als Wirklichkeit und entspricht nicht der Realität. Der Arzt will Sie vor allem im Hinblick auf zukünftige Therapien nicht beunruhigen und nicht abschrecken. *Was wirklich auf Sie zukommt, erfahren Sie nicht von Ärzten, sondern von Patienten.*

Ärzte können Ihnen grob die möglichen Folgen der Therapie beschreiben. Betroffene schildern das ganze Ausmaß der Änderung ihres Lebens, der Nebenwirkungen und der psychischen sowie körperlichen Belastungen der Krankheit.

Niemand möchte Ihnen Angst machen, aber es ist ein Gebot der Ehrlichkeit, die Patienten mit den wirklichen Umständen einer schweren Therapie zu konfrontieren.

Machen Sie sich auf zahlreiche Belastungen und Leiden gefasst. Schmerzen, Übelkeit, Schwäche und Kreislaufprobleme sind oft feste Bestandteile, auch während der Therapie. Einige Patienten sind wirklich stark, aber auch bei diesen Personen kommt irgendwann der Punkt, an dem nichts mehr geht.

Sie werden im Laufe der Therapie irgendwann in die Knie gehen. Das ist üblich und normal. Niemand muss sich dafür schämen. Keine Frage: Es wird schwere Zeiten geben. Sie kommen mit grausamen Gedanken wie etwa Suizid in Berührung.

Wenn Sie aber wissen, dass solche Dinge geschehen, können Sie sich viel besser darauf vorbereiten und fallen nicht in so große Löcher, wie dies vielen Betroffenen immer wieder passiert. Gleichzeitig erholen Sie sich aber auch wieder von schweren Therapien und merken, dass die Kräfte zumindest teilweise wieder zurückkommen. Das Befinden wechselt immer wieder in unterschiedlicher Intensität. An einem Tag kann es Ihnen super gehen, am anderen Tag meinen Sie, eine Dampfwalze wäre über Ihren Körper gerollt. Auch solche schwankenden Zustände sind üblich. Nichts bleibt wie es ist.

Auch wenn es simpel klingt: Nehmen Sie es, wie es kommt. Schätzen Sie die guten Tage und akzeptieren Sie die weniger Guten. Wenn Sie gewünschte Aktivitäten aktuell nicht durchführen können ist es halt so. Dann machen Sie etwas anderes oder auch einfach nichts und erholen sich. Betroffene müssen sich oft erst wieder daran gewöhnen, vermeintlich unnütz auf der Couch zu liegen und zu dösen.

Morgen oder in zwei Tagen kann alles wieder anders sein. Die meisten Patienten müssen erst lernen, mit diesem Wechsel des Befindens umzugehen. Je schneller dies gelingt, desto besser und problemloser kommen Sie durch die Therapie.

Durch ein realistisches Einschätzen bleiben Sie Herr der Lage. Nur dann können Sie ihre Kräfte auch richtig einteilen. Überraschungen sorgen in diesem Zusammenhang meistens für Frustrationen, welche vermeidbar sind. Jederzeit können neue Herausforderungen auf Sie zukommen. Je nach Verlauf der Therapie sind Variationen bei der Behandlung möglich.

„Das Schicksal annehmen“, lautet der Rat der Ärzte, der auch richtig ist, aber zu Beginn sehr schwer zu realisieren ist. Manche schaffen es nie und hadern ihr restliches Leben lang. Außenstehende können die massive innere Belastung kaum einschätzen.

Bei Patienten brodelt oft der Kampf nicht nur gegen den Krebs, sondern auch für die Akzeptanz und die konsequente Therapie. Innere Stärke ist dabei eine Voraussetzung für den Gewinn.
Psychotherapeutische Hilfe ist ein überlegenswerter Schritt, um mit der Diagnose, den Folgen der Therapie und den Leben an sich zurecht zu kommen. Wenn Sie sich in einer Klinik behandeln lassen, sollten regelmäßige Gespräche mit den Psycho-Onkologen vor Ort folgen. Diese Spezialisten kennen die besonderen Bedürfnisse von betroffenen Patienten und können Belastungen durch Therapie, Krankheit sowie Umfeld richtig einschätzen. Vorteil: Sie sind stets vor Ort. Man muss also nicht lange auf Termine warten, wie es bei spezialisierten ambulanten Praxen oft der Fall ist.

Das Verhalten der Umgebung

Die Diagnose verunsichert zunächst den Betroffenen über allen Maßen. Auch die Angehörigen, Freunde, Bekannte und die Familie werden unvermittelt getroffen.

Diese Nachricht sorgt für Trauer, Wut, Unverständnis und Schockstarre. Dazu kommt schnell die Unsicherheit im Umgang mit dem Betroffenen. Nachbarn schauen verlegen weg, wenn der Patient auftaucht. Entfernt Verwandte melden sich plötzlich aufgrund der Unsicherheit des Umgangs nicht mehr.

Vermeintliche Freunde ziehen sich zurück. Dann gibt es aber auch verlässliche Leute, die ihre Hilfe anbieten. Meistens handelt es sich um Bekannte, ehemalige oder aktuelle Arbeitskollegen von denn man schon lange nichts mehr gehört hat. In der Not erkennen Sie die wahren Freunde. Das bestätigt sich leider immer wieder.

Es nützt nichts, sich über Personen Gedanken zu machen, die sich einfach nicht melden. Natürlich ist dies unbegreiflich, enttäuschend und menschlich bzw. charakterlich schwach. Sie sollten aber keine Energie an derartige negative Gedanken verschwenden. Speichern sie es im Langzeitgedächtnis und gehen Sie zur Tagesordnung über, die ihnen sowieso einiges abverlangen wird.
Menschliche Enttäuschungen dieser Art tauchen bei ernsthaften Erkrankungen immer wieder auf. Sie sind Teil der menschlichen Schwäche, welche überall zum Ausdruck kommt.

„Du musst dies, das und jenes...., ich habe noch gelesen, dass dies hilft....etc.“

Die meisten guten Ratgeber lassen ohne Überlegung vermeintlich kluge Sprüche los wie „positiv denken“, „jetzt musst du kämpfen“, „der Krebs darf nicht gewinnen“ und ähnliche Sätze.

Sicher: Alles ist gut gemeint. Der vermeintliche Ratgeber möchte nur helfen, erreicht aber nichts damit. Selbstverständlich hat der Betroffene alles schon mehrfach gehört und braucht aktuell bestimmt keine derartigen Ratschläge, obwohl sie gut gemeint sind. Hilfe ist willkommen, aber Besserwisserei stößt nur ab. Eher angebracht ist die konkrete Unterstützung. Fahren Sie den

Patienten z.B. zur Therapie, begleiten Sie ihn zur Krankenkasse zur Klärung von Hilfsmaßnahmen, die ihm zustehen.

Nehmen Sie ihm den Einkauf ab, aber machen Sie kein Drama daraus. Es genügt völlig, wenn er weiß, dass Sie für ihn da sind. Nervende Besserwisser sind jetzt nicht gefragt. Auch wenn Sie mit der Situation vielleicht nicht umgehen können, hilft die Nachfrage nach dem Befinden per Telefon oder Kurznachricht. Messenger-Dienste sind allgegenwärtig. Machen Sie davon Gebrauch, aber vermeintlich „kluges Geschwätz" sollten Sie unterlassen. Natürlich benötigen ältere Patienten, die sich nicht selbst ein Bild über die Krankheit machen können, oder wollen, mehr Informationen und Unterstützung.

Ähnliches gilt für die Freizeit mit ablenkenden Aktivitäten. Spielen Sie mit ihm Karten oder besuchen Sie eine Sportveranstaltung. Wohlbefinden und Ablenkung spielen eine große Rolle auch während der Krankheit. Wichtig ist aber auch, dass er sich nicht wie ein hilfsbedürftiger Mensch vorkommt. Nehmen Sie ihm also nicht zu viel ab, denn er soll ja am Leben teilhaben und seine Angelegenheiten noch, soweit möglich, selbst erledigen.

Unterstützung ist gut und angebracht. Bevormunden hilft dem Betroffenen nicht weiter. Und: Er sollte, wenn es irgendwie geht, noch selbst aktiv bleiben. Trotz eingeschränkter Gesundheit kann man vieles noch selbst erledigen.

Leisten Sie Hilfe zur Selbsthilfe. Das klingt jetzt vielleicht hart, aber Sie helfen Patienten am besten, wenn diese noch aktiv bleiben, sich selbst um ihre Angelegenheiten kümmern, soweit das möglich ist. Selbstverständlich stürzt vieles auf die Patienten ein. Neben den Behandlungsterminen muss man sich mit Apotheken, Krankenkassen, Rentenversicherungen, Rentenkassen, Kontrollterminen, Blut Checks, CT-Terminen, Ultraschall, Untersuchungen, Biopsien, Operationen, Bluttransfusionen, Arztgesprächen und weiteren Terminen arrangieren. Das Leben wird leider fast immer durch die Krankheit, Therapie und deren Folgen bestimmt. Trotzdem spielen Freiräume noch eine große Rolle, die man sich schaffen sollte. Patienten brauchen Ablenkung, damit sich das Leben nicht nur noch um die Krankheit dreht. Alleinstehende haben verständlicherweise einen schweren Stand, fehlt doch die Unterstützung eines Partners. Umso wichtiger sind Einsätze guter Freunde, Bekannter und der Familie.

Genau dabei können Sie Betroffene unterstützen. Gemeinsame Spaziergänge, Besuche (z.B. Lesungen, Kaffee, Restaurant) haben eine große Bedeutung und geben den Kranken wieder Kraft. Ein nettes Hörbuch, Musik, ein Bildband oder Videos sorgen für Abwechslung im Alltag. Hobbys sollten möglichst weiterhin gepflegt werden. Soziale Kontakte sind für die angeschlagene Psyche unheimlich wichtig.

Die aktuelle Stimmung – oft schwankend

Von übertrieben kämpferisch bis total deprimiert ist alles innerhalb von wenigen Stunden möglich. Betroffene reagieren oft überreizt und sind mit der Situation, wie auch die meisten Angehörigen, einfach komplett überfordert. Das ist völlig normal, denn Krebs bedeutet oft eine komplette Veränderung des aktuellen und zukünftigen Lebens. Nichts wird mehr so sein, wie es mal war.
Die Umgebung sollte also möglichst Verständnis aufbringen, wenn zeitweise auch irrationale Verhaltensweisen vorliegen. Geben sie der Trauer und der Verzweiflung ihren Raum. Betroffenheit herrscht überall vor, wenn die Diagnose steht.

Sehr wichtig ist auch die Akzeptanz gewählter Hilfsmittel. Vor allem bei Frauen spielt der Haarersatz eine große Rolle. Unangepasste Reaktionen, schlichtweg blöde Kommentare wie „sieht ja aus wie Atze Schröder“ oder ähnliche Statements sind natürlich kontraproduktiv. Akzeptieren Sie die Entscheidung des Betroffenen, auch wenn sie aus ihrer Sicht vielleicht nicht optimal ausfällt. Sämtliche Umstände mit der Erkrankung stressen den Betroffenen zusätzlich. Deshalb sollten Angehörige auch hierbei helfend zur Seite stehen und stärkend wirken.

Tipp zum Haarersatz: Perücken mit Locken verdecken oft den Ansatz, den man sonst bei Perücken mit geraden Haaren sehr oft sieht. So kann es vorkommen, dass selbst „geschulte“ Personen den Haarersatz nicht als solchen erkennen. Das geht durchaus und sorgt bei Betroffenen für gute Stimmung und Sicherheit in der Öffentlichkeit. Es ist sehr wichtig, dass sich Patienten (-innen) mit dem Haarersatz gut fühlen, sonst ziehen sie sich komplett zurück. Es kann durchaus eine Weile dauern, bis eine

Perücke akzeptiert wird. Sie erleichtert aber das Leben und sorgt für eine bessere Stimmung. Betroffene kommen sich mit Haaren nicht so krank vor. Die Psyche wird damit kräftig unterstützt. Wenn dann noch Fachleute wie die Schwestern in der Onkologie das gute Aussehen mit dem Haarersatz betonen, gibt das wieder Auftrieb.

Das trägt zur Entspannung bei und führt dem Erkrankten vor Augen, nicht allein mit seinen Problemen zu sein.

In der Regel werden Patienten bezüglich des Haarersatzes von den onkologischen Zentren in erfahrene Haarstudios der Umgebung verwiesen. Nicht immer sind deren Ergebnisse aber zufriedenstellend. Zudem sind deren Angebote preislich eher im höheren Bereich angesiedelt.

Tipp: Durch Experimente finden Sie ihre Modelle. Nutzen Sie auch Möglichkeiten bekannter Online-Versandhäuser. Dort gibt es zum Teil sehr gute Angebote zu niedrigen Preisen, deren Qualität bemerkenswert gut ist. Auf diese Weise können Sie sich mehrere Perücken leisten.

Beispiel: Im Haarstudio erhalten Sie kaum eine Perücke unter 500-700 Euro. Eine Perücke aus echtem Haar ist übrigens wirklich teuer (1700 – 2500 Euro).

Natürlich zahlt die Krankenkasse den hauptsächlichen Anteil (etwa 400 Euro), aber dann haben Sie eben nur eine Perücke und keine Auswahl. Beim Online-Versandhandel kosten Perücken mitunter nur 18 Euro. Auch wenn es sich um Importe aus Asien handelt, sollten Sie keine Scheu davor haben. Sie können durchaus gut getragen werden.
Viele Patientinnen fühlen sich besser, wenn sie 4 bis 6 ähnliche oder gleiche Exemplare zur Verfügung haben und diese je nach Anlass tragen können. Es gibt Ihnen Sicherheit, falls mit einer Perücke etwas passiert oder nicht mehr gefällt, steht die nächste sofort zur Verfügung.

Sollte die Krankheit weiteren Haarersatz nötig machen, steht Patientinnen nach Ablauf von 6 Monaten eine neue Perücke zu, die von der Krankenkasse übernommen wird. Lassen Sie sich nicht von Mitarbeitern der Kasse abwimmeln. Falls nötig, schreibt der behandelnde Onkologe ein passendes Statement, welches Sie dann einreichen.

Männer erhalten übrigens keinen Haarersatz auf Kassenleistung. Es wird davon ausgegangen, dass Männer mit einer Glatze gut zurechtkommen. Bei schweren psychischen Störungen aufgrund der Krankheit und deren Nebenwirkungen können aber auch hier Ausnahmen gemacht werden (z.B. bei Hautkrebs am Kopf). Benötigt wird auf jeden Fall eine medizinische Indikation.

Eine Akzeptanz der Krankheit sollte angestrebt werden

Jetzt folgt ein schwer zu akzeptierender Satz:

Nehmen Sie die aktuelle Situation an und ersparen Sie sich damit viel Ärger, Gram und Trübsinn. Sicher kommen die negativen Gefühle und zahlreiche Fragen die man sich sowieso stellt, aber durch die Annahme der Situation, erreichen Sie einen geistigen Fortschritt bei der Bewältigung dieser Krankheit. Ständiges Grübeln und Hadern bringt Sie nicht weiter, sondern hemmt die Genesung und den Therapieerfolg. Es ist zwar nicht wissenschaftlich bewiesen, dass eine positive Einstellung wirklich hilft, aber aufgrund zahlreicher Gespräche mit Patienten kann ich die Unterstützung einer solchen Einstellung im Laufe der Therapie nur bestätigen. Sie ermöglicht das Schöpfen der notwendigen Kraft. Eine kämpferische Einstellung hilft in jeder Phase. Resignation behindert in jeglicher Hinsicht.

Niemand kann verhindern, dass gegen Ende der Therapie die Kraft schwindet, die Stimmung unter den körperlichen Einschränkungen leidet und der Drang zur Aktivität spürbar nachlässt. Bei fast allen anstrengenden Therapieformen ist dies der Fall.

Trotzdem:

Machen sie was!

Sofern möglich, sollten Sie auch während der Therapie aktiv bleiben. Sport ist ein ambitioniertes Ziel, doch auch dies ist während einer Therapie möglich, wenn man die Einheiten klein und auf niedrigem Niveau hält. Bewegung an sich dürfte den Therapieerfolg auf jeden Fall unterstützen. Natürlich hängt dies immer vom derzeitigen Zustand des Patienten und der Intensität der Therapie ab. Sprechen Sie körperliche Aktivitäten stets mit ihrem Arzt ab. Er kann Ihnen Empfehlungen für geeignete Aktivitäten geben.

Wichtig: Bleiben Sie vor allem in Bewegung. Muskeln müssen auch während einer Krankheitsphase trainiert werden. Selbstverständlich gelingt es nicht immer zufriedenstellend, aber schon ein wenig Bewegung führt zum Erfolg. Dann wird die Durchblutung verbessert und der unweigerliche Kraftverlust dürfte zumindest teilweise aufgehalten werden.

Sehr wichtig sind Auszeiten für ihre Seele. Gönnen Sie sich also den Besuch im Kaffee, den Spaziergang rund um den See, Ihr Hobby oder kurze, aber nicht anstrengende Reisen bzw. Ausflüge. Bewegung in der Natur stärkt den Geist und den Körper. Versuchen sie z.B. oft im Wald zu gehen. Japanische Forscher haben festgestellt, dass sich Aufenthalte im Wald günstig auf das Immunsystem auswirken.

Der Wald ist gut für Ihre Seele und ihren Körper.

Betrachten Sie die Ärzte und Therapeuten als Team, das mit Ihnen versucht, diese Krankheit zu besiegen. Ihre Mannschaft kämpft mit allen zur Verfügung stehenden Mitteln und dem neusten Fachwissen für Sie und Ihr Wohlbefinden.

Sie sind Teil des Teams und ebenso gefordert. Was Sie tun können, ist, Ihren Teil dazu beitragen, dass Ihr Körper und Ihre Seele bereit für den Kampf sind. Unterstützen Sie die Therapie, indem Sie stets genügend essen, trinken, auch wenn es Ihnen schwerfällt. Bewegung bringt Sie weiter, d.h. Sie sollten immer, wenn es möglich ist, Trainingseinheiten einbauen. Dabei geht es nicht um Leistung, sondern um Verhinderung des Muskelabbaus. Wenn Sie aktiv bleiben, vertragen Sie die Therapie besser. Ihr Körper kann die Umstände und die Nebenwirkungen eher wegstecken und die Genesung fällt leichter. Also: *Unter keinen Umständen nur in die Ecke liegen und nichts tun!*

Dies gilt für jegliche Form der Therapie. Natürlich gibt es immer wieder Tage der Erschöpfung. Vor allem nach einer starken Chemotherapie sinken die Blutwerte ab und man fühlt sich nur noch schlapp, elend und müde. Dann geht trotz Bemühungen einfach nichts mehr. Sobald aber diese Zeiten (auch mit ärztlicher Hilfe) überwunden sind, sollten Sie wieder aktiv werden.

Wenn es irgendwie geht, sollten Sie einen Spaziergang an der frischen Luft machen. Um bei schlechtem Wetter auch aktiv bleiben zu können, eignen sich Geräte wie Ergometer, Crosstrainer, Stepper und Laufbänder. Selbst mit dem Theraband lässt sich einiges machen.

Auch wenn es nur 10 oder 15 Minuten sind: Bewegung in jeder Form hilft, motiviert und stärkt ihren Körper. Sie sollten aber genau auf ihren Körper hören. Sobald sich Erschöpfung einstellt, ist ein Abbruch der Aktivitäten angesagt. Ihr Körper befindet sich im Kampf gegen eine schwere Krankheit. Zusätzlicher Stress sowie zu starke Belastungen müssen unbedingt vermieden werden.

Gehen sie z.B. ein paar Minuten auf dem Laufband, oder radeln sie auf kleiner Stufe auf dem Ergometer. Das unterstützt den Kreislauf und regt die Durchblutung an.

Sicher: Das klingt jetzt verständlich und einfach, aber Betroffene werden oft spüren, dass dieser Anspruch kaum zu erfüllen ist. Der geschwächte Körper ruft meistens nach Ruhe. Diese sollten Sie ihm auch gönnen, aber ein wenig Bewegung regt den Kreislauf an und steigert die Durchblutung. Das ist wichtig für ihr Befinden.

Wirksame Therapie: Die Operation

Sofern es sich um einen Tumor oder um ein lokal begrenztes Geschehen handelt, ist die Operation nach wie vor die beste Therapiemöglichkeit mit großen Erfolgsaussichten. Der Chirurg entfernt dabei den Tumor mit dem Skalpell oder in einem minimalinvasiven Eingriff per Endoskop. Zuvor erfolgt oft noch eine Behandlung mit Medikamenten oder die Bestrahlung, damit der Tumor kleiner wird und während der OP keine Krebszellen ins Gewebe streuen.

Die Operation ist einer der wichtigsten Eckpfeiler der Behandlung. Aktuell wird auch schon oft mithilfe technischer Geräte (Operationsroboter) gearbeitet. Die Schlüssellochtechnik ermöglicht schonende OP´s, selbst in schwer erreichbaren Arealen.

Beispiel Brustkrebs:

Wenn der Tumor nur 0,5 cm groß ist, liegen die Heilungschancen bei derzeit 96%. Weißer Hautkrebs kann mit frühzeitiger Operation praktisch zu 100% geheilt werden.

Therapie bedeutet oft Chemotherapie

Es gibt noch zahlreiche Vorurteile und Mythen bezüglich dieser Therapieform. Selbstverständlich handelt es sich um einen schweren Eingriff in den Körper und seine Funktionen. Daran gibt es keinen Zweifel. Je nach Dosierung kann eine derartige Therapie sehr anstrengend sein.
Die aktuelle Chemotherapie ist mit der vor vielen Jahren aber nicht mehr vergleichbar. Mithilfe von Studien konnte diese Form der Therapie stetig verbessert werden, sodass ein wirksames Instrument zur Bekämpfung der Krankheit zur Verfügung steht.
Leider sind damit auch Nebenwirkungen verbunden, denn die Zytostatika greifen auch gesunde Zellen an. Auch hier wurden mit der Integration von begleitenden Medikamenten gegen Übelkeit und Erbrechen große Fortschritte erzielt.

Wie läuft die Therapie ab?

Eine Stunde vor Therapiebeginn wird oft ein Medikament gegen Übelkeit und Brechreiz genommen. Zusätzlich kommt noch hoch dosiertes Kortison (oral, oder per Infusion) dazu. Meistens erhalten die Patienten dieses Kortison noch über mehrere Tage.
Zunächst erhalten Patienten eine Vorwässerung per Infusion über den Port, um Schäden durch die Zytostatika zu vermeiden. Dann

folgen die Infusionen mit Medikamenten zur Bekämpfung der Krebszellen. Danach gibt es eine oder zwei Nachwässerungen. Die Geschwindigkeit der Infusionen wird durch die Schwester nach Therapieplan kontrolliert. Es kann schon vorkommen, dass zusätzlich eine Pumpe angeschlossen werden muss, um die Geschwindigkeit zu erhöhen.

Vor allem, wenn die Vene, in die der Schlauch des Ports gelegt wurde, etwas eng sein sollte, kann dies vorkommen. Nach der Therapie müssen Patienten oft noch zusätzliche Medikamente einnehmen, um die Verträglichkeit der Zytostatika zu steigern und Nebenwirkungen zu vermindern.

Alles muss stets im Blickfeld der betreuenden Onkologie-Schwestern geschehen, denn jegliches Unwohlsein sollte sofort gemeldet werden. Nicht alle Patienten vertragen die Stoffe gleich gut. In solchen Fällen wird der Onkologe hinzugerufen, der über ein Fortführen, Variation oder eine Reduktion der Therapie entscheidet.

Der Zustand nach einer Therapie hängt natürlich von der Art und Dosis der Therapie ab. Währende leichte Varianten kaum Auswirkungen auf das Wohlbefinden haben, führen harte Versionen unter Umständen zu massiven Beschwerden. Hier lässt sich keine Regel formulieren. Jeder verträgt die eingesetzten Stoffe anders. Deshalb ist es auch sehr wichtig, dem Onkologen über den aktuellen Zustand zu berichten, sodass zusätzliche Therapiemöglichkeiten in Erwägung gezogen werden können. Männer vertragen die Stoffe in der Regel besser als Frauen, die vermehrt mit Übelkeit zu kämpfen haben.

Bei einigen Krankheiten wie etwa Leukämie und Lymphomen kann noch eine hoch dosierte Chemotherapie zum Ende des Behandlungszyklus notwendig sein. Damit sollen alle verbleibenden malignen (bösartigen) Zellen vernichtet werden. Dies gelingt oft, aber nicht immer.

Dabei werden blutbildende Zellen im Knochenmark komplett zerstört, sodass eine Übertragung von Stammzellen notwendig wird. Bei der autologen Transplantation werden zuvor gesammelte Stammzellen des Spenders selbst wieder überführt. Bei der allogenen Transplantation handelt es sich um Stammzellen eines verträglichen Spenders (meist aus der eigenen Verwandt-

schaft). So wird versucht, mit einem neuen blutbildenden Knochenmark einen krebsfreien Zustand wiederherzustellen.
Die Stammzellen werden mit einer Apharese-Maschine aus dem Blut gewaschen. Dieser Vorgang dauert etwa 5 Stunden. Danach erfolgt das Einfrieren bei -140 Grad in der Lösung mit Frostschutzmittel.

Nach der Übertragung der Stammzellen in der noch kalten Lösung riechen die Patienten nach Knoblauch und dünsten den Geruch für etwa zwei Tage aus. Sie werden für etwa zwei Wochen komplett isoliert, da nahezu keine Abwehrzellen für die Bekämpfung von Krankheitserregern mehr vorhanden sind. Diese müssen erst wieder gebildet werden. In dieser Zeit ist der Patient besonders anfällig für Infektionen und wird vorsorglich schon mit Antibiotika und antiviralen Medikamenten behandelt.

Das Immunsystem ist nach einer solchen Transplantation erst nach einem Jahr wieder vollständig einsatzfähig. Daher müssen Patienten auf Hygiene und Abstand zu erkrankten Menschen, Tieren achten. In der ersten Zeit nach der Behandlung muss ein Mundschutz und Handschuhe getragen werden. Auch bei der Ernährung sind für einige Zeit noch besondere Regeln zu beachten (kein rohes Fleisch, Fisch, keine Rohmilch, keine Salate etc.).

Die Isolierung bzw. besondere Hygiene können auch bei anderen Krebspatienten notwendig werden, falls deren Blutbildung und Immunsystem stark beeinträchtigt ist.

Falls bei ihnen eine Chemotherapie anstehen sollte, sorgen Sie rechtzeitig vor:

Vor fast jeder Chemotherapie wird heute ein Port gelegt. Dabei handelt es sich um einen Venenzugang, etwa beim Schlüsselbein, der über eine einzuführende Nadel in eine Membran immer wieder genutzt werden kann- ohne Venen an Armen, Beinen anstechen zu müssen. Auf diese Weise werden die zum Teil ätzenden Stoffe möglichst schonend in den Körper gebracht. Den Port können Betroffene auch nach der Therapie noch brauchen. Er muss immer wieder durch geschultes Personal gespült werden. Lassen Sie niemals „normale“ Schwestern oder Ärzte an ihren Port. Nur die Spezialisten in der Onkologie oder onkologischen Zentren kennen sich damit wirklich aus.

Tipp: Lassen Sie sich den Port in einer leichten Vollnarkose legen. Die OP ist zwar auch mit örtlicher Betäubung möglich und wird häufig so durchgeführt, aber nahezu alle Beteiligten auf medizinischer Seite würden sich lieber unter Vollnarkose operieren lassen.

Der Port selbst schmerzt nicht, nur die muskuläre Umgebung sowie das Gewebe verursachen bis zu 4 Wochen Schmerzen. Spielen Sie unter keinen Umständen am Port herum. Die Lage wurde exakt bestimmt und darf nicht verändert werden. Absolute Hygiene ist Pflicht. Sorgen Sie immer für eine saubere Umgebung rund um den Port. Bei guter Pflege halten moderne Ports deutlich mehr als 10 -15 Jahre. Moderne Ports müssen auch nicht immer gespült werden.

Achtung: wichtige Vorbereitungen

Vor Therapieanfang sollten Sie schon eine geeignete Mundspülung zur Verhinderung von Entzündungen der Mundschleimhaut gemacht haben. Der Onkologe verschreibt diese ohne Probleme. Es gibt fertige Lösungen, die eher süß schmecken und geschluckt werden können und speziell vom Apotheker gemischte Lösungen mit eher neutralem Geschmack. Sie brauchen beide Varianten, wobei die speziell gemischte Version oft bessere Ergebnisse zeigt.

Weiterhin brauchen Sie Medikamente gegen Übelkeit und Erbrechen, die Sie nach Anweisung des Onkologen während oder nach der Therapie einnehmen. Nur so gelingt es, während und nach einer Anwendung genügend zu essen und zu trinken.

Fragen Sie nach den Medikamenten! Sie werden diese brauchen. Niemand muss unnötig leiden. Sehr wichtig sind auch Medikamente zum Schutz der Magenschleimhaut (z.B. Panthoprazol) in ausreichender Dosierung. Weiterhin werden Sie während der Chemotherapie oft Kortison einnehmen müssen, um die Therapie verträglich zu machen und mit anderen Medikamenten in Kombination das Erbrechen zu verhindern.

Tipp: Während der Therapie kann langsames Trinken von Pfefferminztee oder auch Kamillentee eventuell auftretende Übelkeit vermindern. Lutschen sie Wassereis während der Therapie. Auf diese Weise schützen sie die Mundschleimhaut.

Eine empfehlenswerte Mundspülung ist Salviathymol. Die natürlichen Inhaltsstoffe (u.a. Salbeiöl, Eucalyptusöl, Pfefferminzöl, Zimtöl, Nelkenöl, ´Fenchelöl, Sternanisöl) sorgen für eine Beruhigung der Schleimhaut und pflegen sie zugleich. Nutzen Sie solche Mundspülungen mindestens dreimal am Tag (jeweils 10 Tropfen) oder je nach Bedarf auch öfters.
Zusätzlich erhalten Patienten auch eine wirksame onkologische Mundspülung, die aber je nach Häufigkeit der Anwendung auf manche Anwender dann abstoßend wirkt und nicht mehr gern angenommen wird. Bei der oben genannten Spülung mit natürlichen Inhaltsstoffen tritt dieser Effekt kaum auf. Diese Variante ist dauerhaft verträglich.

Sie werden z.B. oft aufstoßen müssen. Die Darmschleimhaut sowie die Magenschleimhaut werden durch die Zytostatika sehr belastet. Essen Sie möglichst keine scharfen Gerichte und meiden Sie sehr kalte und sehr warme Speisen. Es kann sein, dass Gerüche intensiver wahrgenommen werden, Geräusche Ihnen plötzlich viel lauter vorkommen als sie sind und Eindrücke sich drastisch verändern. Das sollte Sie nicht sorgen, denn das vergeht mit der Zeit wieder.

Das Essen riecht anders. Es kann sein, dass Sie plötzlich Lust auf Wurst haben, nach dem ersten Genuss aber auf Eis oder Bananen umschwenken. Oder sie machen sich ein Steak, dass Sie komplett verschlingen, obwohl Sie früher kein Fleisch gegessen haben. Der Geschmackssinn spielt Ihnen oft Streiche. Vor allem direkt nach Chemotherapien hat man mit Schwierigkeiten bezüglich des Essens zu tun. Der Geschmackssinn ist verändert oder aktuell nicht mehr verlässlich. Brot schmeckt nach Pappe. Obst ist dagegen manchmal scharf wie Pfeffer. Stellen Sie sich unterschiedliche Mahlzeiten zusammen, die Sie über den Tag zu sich nehmen. Essen Sie pro Mahlzeit nicht viel, aber nehmen Sie stetig Nahrung zu sich. Sie müssen auf jeden Fall am Essen bleiben, sonst nehmen Sie ab, was während der Therapie nicht das Ziel sein sollte. Ihr Körper braucht jetzt viel Energie.

Zur Sicherheit lassen Sie sich auf jeden Fall Trinknahrung verschreiben. Dabei handelt es sich um hochkalorische Nahrung mit allen Vitaminen und Spurenelementen, die Mahlzeiten zum Teil sogar ersetzen kann. Meistens handelt es sich um süße Trinknahrung. Es gibt jedoch auch Trinknahrung auf Basis von Gemüse, die vergleichsweise neutral schmeckt. Erwarten Sie aber keine kulinarischen Genüsse.

Greifen Sie jedoch nur im Notfall darauf zurück. Ziel bleibt die normale Nahrungsaufnahme. So stärken Sie den Körper für die kräftezehrende Therapie. Der Appetit wird im Laufe der Zeit verschwinden. Sie müssen aber trotzdem essen. Genau dies ist ein großes Problem für viele Patienten. Manche Onkologen raten Betroffenen dazu, sich nicht zum Essen zu zwingen. Die Folge ist aber dann aber oft Unterernährung und künstliche Ernährung, weil es anders nicht geht und der Körper einfach abbaut. Den Magen und Darm dann wieder an die normale Nahrung zu gewöhnen ist auch nicht einfach. Deshalb: Essen Sie, auch wenn es derzeit vielleicht nicht schmeckt.

Übelkeit wird sich wahrscheinlich trotz der Medikamente gegen Übelkeit (z.B. MCP, Granisetron) zeitweilig einstellen. Sie lässt sich mit den Mitteln aber leichter ertragen und ist bei weitem nicht so stark dosiert wie früher. In welcher Form diese auftritt, ist von Patient zu Patient unterschiedlich. Erbrechen kann sehr oft völlig unterdrückt werden. Leider verursachen Medikamente gegen Übelkeit auch Verstopfung. Es ist daher üblich, während dieser Zeit ab und zu Abführmittel einzunehmen oder „Weichmacher“ (Pulver, z.B. Movicol) zu sich zu nehmen.

Als positiv für die Verträglichkeit und zum Schutz der Schleimhäute hat sich Kokosöl herausgestellt. Beschaffen sie sich also genügend Kokosöl und verwenden es immer wieder regelmäßig für Mundspülungen. Das Öl sollten sie auch trinken, damit der Magen - Darmbereich auch davon profitieren kann.
Als hilfreich hat sich zudem ein Mundgel (Paradontax) erwiesen, um Zahnfleisch und Zunge zu schützen. Gelorivoice Halstabletten eignen sich zur Behandlung von trockenem Hals und Halsschmerzen. Natürlich sind auch vergleichbare Medikamente empfehlenswert. Es geht hier nicht um Empfehlungen von Herstellern, sondern um die beste Prophylaxe zur Behandlung der eintretenden Nebenwirkungen.

Mundtrockenheit tritt immer wieder auf. Dagegen helfen saure Drops bzw. Zitronenbonbons, welche den Speichelfluss anregen.

Es gibt auch spezielle Sprays dafür, doch diese sind bei regelmäßiger Anwendung schnell leer, kosten vergleichsweise viel Geld bringen kaum Erleichterung.

Durch die Zytostatika wird oft die Haut an Händen und Füßen angegriffen. Sie benötigen auf jeden Fall Panthenolcreme zur regelmäßigen Anwendung. Zusätzlich sollten sie Bepanthensalbe für die Nasenschleimhäute verwenden und Augentropfen mit künstlicher Tränenflüssigkeit, um trockene Augen behandeln zu können. Die erwähnten Hilfsmittel werden auf jeden Fall benötigt und sollten nie ausgehen, denn Sie werden einige Packungen bzw. Einheiten brauchen. Ein sparsamer Umgang damit ist nicht ratsam. Im Gegenteil: Sie würden sich nur Schaden zufügen.

Je nach Stärke der Therapie beeinflussen die Zytostatika die Blutbildung. Rechnen Sie also damit, dass Sie weitere stimulierende Medikamente zur Bildung von weißen Blutkörperchen benötigen. Diese werden in Form einer (Depot -) oder mehrerer einzelner Spritzen (z.B. 30 Mio. Einheiten, 48 Mio. Einheiten), zugeführt, die Sie sich selbst in den Bauchspeck spritzen können.

Die vermehrte Bildung weißer Blutkörperchen führt zu einem Aufbau des Drucks im Knochenmark auf die Knochenhaut. Dadurch entstehen fiese Schmerzen, die z.B. mit Paracetamol bekämpft werden können. Andere Schmerzmittel wie Ibuprofen oder typische Medikamente für Krebspatienten wie Novalgin helfen hier nur bedingt. Sprechen Sie mit Ihren behandelnden Ärzten falls die Depotspritze starke Schmerzen auslöst.

Dann können Ihnen die Ärzte mehrere Spritzen mit geringeren Dosen verschreiben welche besser verträglich sind (z.B. 30 Einheiten).
Schmerzmittel sollten sofort bei Einsetzen des jeweiligen Schmerzes gegeben werden. Warten Sie nicht zu lange, sonst wirken die Medikamente nicht mehr befriedigend. Typische Krebsschmerzen werden oft mit Novalgin behandelt. Die Onkologen empfehlen in der Regel 30 Tropfen, alle drei bis vier Stunden.

Es kann sein, dass Ihnen dabei schwindelig wird und verstärkte Müdigkeit einsetzt. Schmerzmittel sollten nur zur Anwendung kommen, wenn auch Schmerzen vorliegen. Sie eignen sich nicht zum „Abschießen“ bzw. bei negativer Stimmung oder ähnlichem. Auch diese Medikamente können zahlreiche Nebenwirkungen verursachen. Bei Knochenschmerzen empfehlen Ärzte auch Paracetamol. Sollten stark entzündliche Vorgänge im Körper stattfinden, kann auch Morphin in verschiedenen Varianten und Dosierungen zum Einsatz kommen. Kurzzeitig sollte mit Schmerzmittel nach Aussage eines Leiters der Onkologie nicht gespart werden.

Es gibt andere Methoden

Hanf Kaugummis – eine überlegenswerte Alternative

Diese völlig legalen Kaugummis, welche übrigens kein THC enthalten und somit keine Rauschzustände ermöglichen, sind bei umfangreichen Therapien durchaus empfehlenswert. Sie wirken laut verschiedenen Patientenberichten gegen Übelkeit, Schmerzen, Nervosität, beruhigen, entspannen den Anwender und heben leicht die Stimmung. Durch die Anwendung können sie eventuell leicht wirksame Medikamente gegen Übelkeit und Schmerzen reduzieren oder gar völlig weglassen. Somit reduzieren sich auch deren Nebenwirkungen. Diese Alternative sollten Sie berücksichtigen, auch wenn Sie Hanf gegenüber negativ eingestellt sein sollten. Es gibt dabei keinerlei Suchtpotenzial oder Gewöhnungseffekt. Schädigende Wirkungen wurden bisher noch nicht beobachtet. Sie sind auch unwahrscheinlich, weil die Dosierungen sehr niedrig sind.

Hanfkaugummis können ohne Rezept legal im Onlinehandel erworben werden. Ideal sind natürliche Produkte mit 15 Gramm CBD und Pfefferminz für den guten frischen Geschmack. Vergleichen Sie solche Kaugummis nicht mit herkömmlichen Varianten. Die Konsistenz kann schon anders sein, was aber nichts ausmacht. Man gewöhnt sich schnell daran.

Etwa 15 Minuten vor und nach den Anwendungen sollten Sie nichts essen und nichts trinken, um die volle Wirkung nicht zu beinträchtigen. Die Kaugummis sollten über einen Zeitraum von mindestens 20 Minuten gekaut werden. So kann der Wirkstoff über die Mundschleimhaut in den Körper gelangen.

Im Vergleich zu den anderen Medikamenten bei Therapien sind diese Kaugummis völlig unschädlich. Sie wirken aber dennoch und helfen vielen Patienten, die oft langwierigen Therapien besser durchzustehen. Unterrichten sie bitte ohne Scheu ihren Arzt, wenn sie solche Kaugummis regelmäßig nutzen. Noch einmal: Die Kaugummis sind legal und können von allen Personen ohne Einschränkung erworben werden. Es handelt sich nicht um ein Medikament.

Reinlichkeit schützt

Ohne Begleiterkrankungen, wie etwa Infektionen, Erkältungen kommen sie wesentlich leichter durch eine Chemotherapie. Wichtig es daher absolute Reinlichkeit, Desinfektion und genügend Abstand von anderen Menschen, Menschenmengen und vor allem infizierten Personen mit Erkältungen, Fieber und viralen Erkrankungen. Ein harter Schnitt ist erforderlich, wenn Verwandte, Bekannte oder Freunde krank sind. Pflegen sie in solchen Fällen keinen Kontakt mit diesen Personen, auch wenn diese es nicht verstehen. Es geht um ihre Gesundheit! Jegliche Angriffsfläche auf ihr Immunsystem muss vermindert bzw. verhindert werden. Das gilt auch bei Erkrankungen ihrer Kinder!

Falls es nicht anders möglich ist, wechseln Sie die Wohnung oder nehmen sich für kurze Zeit ein Hotelzimmer. Das ist besser, als sich der Gefahr einer Ansteckung auszusetzen. Während der Behandlung wird ihr Immunsystem durch die Medikamente immer wieder beeinträchtigt. Externe Gefahrenquellen sind dann unbedingt zu minimieren.

Reinigen sie Ihre Wohnung regelmäßig. Auch im Staub können sich Keime verbergen. Abfälle müssen jeden Tag entsorgt werden. Vor allem der Biomüll sollte in verschlossenen Behältnissen aufbewahrt – und täglich entsorgt werden. Dort könnten sich Schimmelsporen entfalten, welche Ihnen Probleme bereiten. Im Umgang mit Biomüll ist deshalb äußerste Vorsicht angebracht. Am besten nutzen Sie einen Mundschutz und Handschuhe sowie ausreichend Desinfektionsmittel. Die Küche und das Bad müssen täglich geputzt und desinfiziert werden.

Sie brauchen Seifenspender mit Desinfektionsmittel für die Hände, die Sie nach jedem Kontakt (Einkaufen etc.) nutzen können.

Wichtig: Bei Fieber über 38 Grad Celsius sollten sie sofort zu ihrem Arzt oder ins Krankenhaus fahren. Dieser wird dann meistens Antibiotika einsetzen bzw. verschreiben. Durch die Chemotherapie und / oder Strahlentherapie ist Ihr Immunsystem geschwächt. Deshalb können Erreger schneller Krankheiten auslösen, die auch gefährlich werden können. Sorgen Sie also vor und verhalten Sie sich richtig. Dann können Sie solche Gefahren vermeiden. Oft erhalten Krebspatienten schon vorsorglich Antibiotika zur regelmäßigen Einnahme (z.B. am Wochenende).

Ein weiterer Faktor bei solchen Therapien sind die Blutwerte, welche oft unter den massiven Dosen der Zytostatika leiden. Da können schon mal Thrombozyten (Blutblättchen) stark abfallen und Sie benötigen eine Infusion mit Blutblättchen, um diese wieder ansteigen zu lassen. Das ist sehr wichtig, denn bei niedrigen Werten hat man Probleme mit der Gerinnung und die Blutungsgefahr steigt an. Wenn Sie blaue Flecken oder kleine Einblutungen auf der Haut bemerken, sollten Sie umgehend ihr Blut kontrollieren lassen.

Bluttransfusionen sind an der Tagesordnung, weil das blutbildende System durch die starken Medikamente geschädigt wird. Die Zellen für die Blutbildung im Knochenmark teilen sich schnell und werden daher von den Zytostatika ebenso wie die Krebszellen angegriffen. Die Stabilisierung der Blutbildung spielt während der Therapie eine große Rolle. Besonders gegen Ende der Therapie kommt kaum jemand ohne unterstützende Maßnahmen aus. Dazu kommt die vermehrte Schwäche aufgrund der vielen Therapiezyklen.
Und: Sollten die Blutwerte nicht in Ordnung sein, kann keine erneute Chemotherapie erfolgen.
Wenn Sie etwa feststellen, dass vermehrt blaue Flecken auf der Haut auftauchen, sollten Sie umgehend ihren Arzt aufsuchen und eine Untersuchung des Blutes durchführen lassen. Die Blutungsneigung ist dann erhöht, was durch die Gabe von Blutblättchen wieder ins Lot gebracht werden kann. Blutarmut kommt auch oft vor. Dann führt an Transfusionen kein Weg mehr vorbei.

Ebenso ist es möglich, dass der Kaliumwert zu niedrig ist. Ihnen werden dann Kaliumtabletten (meistens Brausetabletten) mitgegeben, die aber für einige Patienten kaum verträglich sind. Bestehen sie daher auf der Blutentnahme aus der Armvene, nicht aus dem Port, weil dort die Entnahme oft durch Spülungen oder vorherige Medikamentengabe verdünnt wird. Daraus resultieren leider falsche Laborergebnisse und als Folge nicht nötige Verschreibungen. Dieses Beispiel zeigt wieder, dass sie geistig unbedingt dabeibleiben sollten. Verlassen sie sich niemals nur auf die Schwestern und Ärzte.

Natürlich kann der Kaliumwert wirklich zu niedrig sein. Bei höher dosierten Chemotherapien kommt dies schon vor. Dann erhalten Patienten Kaliuminfusionen die sehr langsam über lange Zeit (5 - 10 Stunden und mehr) in den Körper fließen. Übrigens: Lakritze kann den Kaliumwert spürbar senken. Die Ausscheidung wird angekurbelt und der Wert sinkt dann. Dies führt unter Umständen zu steigendem Blutdruck, Schwäche und Wassereinlagerungen. Verzichten sie also lieber auf Lakritze während der Therapie.

Die meisten Patienten erhalten Chemotherapien in mehreren Zyklen, d.h. immer wieder in festen zeitlichen Abständen Gaben von Zytostatika. Sie können sich bestimmt vorstellen, dass es hierbei zu Zwischenfällen bzw. ungeplanten Vorkommnissen kommen kann. Die Planungen sind im Grunde nur von Zyklus zu Zyklus möglich. Die Kunst der Onkologen besteht auch darin, Patienten mit diversen Hilfsmitteln und zusätzlichen Medikamenten durch die Therapie zu schleusen und dabei möglichst wenig Schaden anzurichten. Keine Frage: Der Krebs muss vernichtet werden.

Die Therapie an sich sollte jedoch für den Körper noch tragbar sein. Also muss dieser für die nächste Dosis wieder passend vorbereitet werden. Vor allem bei kurativen Therapien mit hohen Dosierungen hat man es oft mit einigen erheblichen Nebenwirkungen zu tun, die das blutbildende System schädigen.

Viele Patienten werden von Chemotherapie zu Chemotherapie buchstäblich gehetzt. Gerade wenn es ihnen ein wenig besser geht, folgt schon die nächste Therapie. Das ist gewollt und soll ein erneutes Aufflammen der bösen Zellen möglichst reduzieren. Ziel ist die schrittweise Zerstörung der Krebszellen. Von Zyklus zu Zyklus werden die bösartigen Zellen vernichtet. Zu Anfang vor allem bei den ersten zwei Zyklen werden relativ viele Krebszellen zerstört, welche dann auch wieder ausgeschwemmt werden müssen. Das kann auch Beschwerden verursachen. Zum Schutz der Nieren erhalten Patienten oft passende Medikamente. Die

Zytostatika wirken meistens innerhalb von einem oder wenigen Tagen. Dann werden sie wieder ausgeschieden.

Besondere Varianten sind sogenannte Hochdosischemotherapien, welche je nach Therapieschema bis zu 7 Tagen dauern können, bei denen sehr hohe Dosierungen verwendet werden, um so viele Krebszellen wie möglich zu zerstören. Das funktioniert aber nur, wenn das blutbildende System durch die Transplantation von Stammzellen (Eigenspende oder Fremdspende) wieder in die Lage versetzt wird, seinen Funktionen nachzukommen. Man verwendet praktisch diesen „Trick", um die Dosierung der Zytostatika weit über das sonst verträgliche Maß steigern zu können. Dies geschieht vor allem bei akuter Leukämie und Lymphomerkrankungen bei fitten Patienten unterhalb des 65. Lebensjahres. Bei älteren Patienten werden solche intensiven Therapien nicht vorgeschlagen, weil die Wahrscheinlichkeit ernsthafter Komplikationen zu groß wäre.

Ein weiteres Problem:

Nach einigen Chemotherapien können der Körper bzw. die noch vorhandenen Krebszellen Resistenzen entwickeln. Die gleichen Zytostatika wirken dann nicht mehr. Dann stellen Onkologen die Therapie um und verwenden andere Medikamente.
Und: Die giftigen Zytostatika greifen natürlich auch gesundes Gewebe an und schwächen den Körper dadurch spürbar.

Alternative:

Die regionale Chemotherapie

Bei dieser Behandlungsform werden Zytostatika direkt in die Arterie injiziert, welche den Tumor versorgt. Dabei schrumpft der Tumor je nach Dosierung sehr schnell. Spezialisierte Ärzte haben Verfahren entwickelt, die eine lokale Behandlung mit hohen Dosierungen ermöglichen, aber gleichzeitig durch anschließende Blutwäschen bzw. Filterungen und Entgiftungen die sonst üblichen Nebenwirkungen deutlich minimieren. Gesundes Gewebe wird somit verschont. Der Patient erfährt nicht die üblichen Nebenwirkungen starker Chemotherapien. Trotzdem können Tumore lokal begrenzt wirksam bekämpft werden.

Wichtig: Die Lebensqualität bleibt bei dieser Therapie weitgehend erhalten bzw. wird verbessert.

Achtung: Die Therapieform kann nur bei lokal abgegrenzten Krebsleiden angewendet werden. In diesen Fällen zeigt sie jedoch Erfolge.

Therapietreue – sehr wichtig für den Erfolg

Rund ein Viertel der neuen Zytostatika werden oral verabreicht. Die Patienten erhalten dadurch mehr Freiheit und Unabhängigkeit bei der Therapie, aber auch mehr Verantwortung, weil die Medikamente exakt nach Plan eingenommen werden müssen. Wer es hierbei nicht so genau nimmt, gefährdet das Ziel der Therapie.
Wer sich aufgrund der Medikamente schlecht fühlt, neigt dazu, diese einfach wegzulassen. Ebenso ist es, wenn sich Patienten besser fühlen und meinen, die Krankheit wäre bereits besiegt. Manche Patienten vergessen schlichtweg die Einnahme. Veränderungen im Alltag können auch dazu führen, dass Medikamente falsch eingenommen werden.

Psychische Ursachen? Nicht nachweisbar

Rein psychische Auslöser von Krebserkrankungen sind derzeit nicht bekannt. Natürlich spielt Stress eine Rolle, weil dieser Auswirkungen auf das Immunsystem haben kann und somit die Abwehr des Körpers negativ beeinflusst. Studien zeigen keinen Zusammenhang zwischen Depression und Krebs. Das Risiko einer Krebserkrankung ist also bei psychisch gesunden Menschen ebenso hoch wie bei psychisch belasteten Personen.

Eine lang andauernde negative Haltung kann sich aber auf das Verhalten der betroffenen Person auswirken und aufgrund sonstiger Einflussfaktoren (Alkohol, Rauchen, schlechte Ernährung) Krebs begünstigen.

Wenn Patienten durch Psycho-Onkologen betreut werden, erhalten sie häufig bessere Ergebnisse, weil sie sich oft therapietreu verhalten, die Therapie also bis zum Ende durchstehen. Personen mit starken Gemütsschwankungen brechen Therapien öfter einfach ab oder unterbrechen diese, was sich auf den Erfolg eher negativ auswirkt.
Es gibt zudem keine spezielle Krebspersönlichkeit. In keiner Studie konnte diese nachgewiesen werden. Natürlich wirkt sich eine positive Haltung auch während einer Therapie auf die eigene Lebensqualität aus. Generell haben es optimistisch gestimmte Menschen leichter als Pessimisten, unabhängig von Krankheiten.

Sie können selbst etwas für die Blutbildung tun!

Blutbildende Maßnahmen:

Rote Beete

Durch den hohen Anteil an Eisen, B – Vitaminen und Folsäure wird die Bildung von Blut gefördert. Ablagerungen in den Gefäßen wird vorgebeugt und der Blutdruck stabilisiert sich. Die Verdauung wird angekurbelt und der Stoffwechsel wird gestärkt.
Die enthaltenen Bentanine (roter Farbstoff) schützen vor Zellschäden. Zusätzlich wirkt dieser Stoff gegen Entzündungen aller Art. Die Leberzellen werden dabei zusätzlich gestärkt. Essen Sie daher immer wieder rote Beete (Salat) und trinken sie jeden Tag ein Glas reinen Saft. Geeignete Angebote finden sie in Drogeriemärkten.

Rote Weintrauben

Schon die alten Römer wussten um die heilende Wirkung dieser Frucht. Rote Trauben enthalten viele wichtige Stoffe (u.a. Resveratrol), helfen dem Körper bei der Bekämpfung von Erregern aller Art und wirken zusätzlich auch gegen Entzündungen.

Der natürliche Saft unterstützt den Kreislauf. Trauben sind durch die hohen Anteile an Kalium zur Stabilisierung des Blutdrucks geeignet. Die entzündungshemmende Wirkung lindert

Nebenwirkungen bei einer Chemotherapie. Rote Weintrauben sind bei jeder Art von Krebs empfehlenswert. Essen Sie diese regelmäßig und verzehren sie immer wieder natürlichen Traubensaft. Anthocyane als auch die Proanthocyanidine hemmen zudem die Verbreitung bösartiger Zellen.

Gemüse

Sulforaphan wirkt gegen die Tumorstammzellen, die im Rahmen einer herkömmlichen Chemotherapie kaum erreicht werden. Der Tumor wird zwar kleiner, aber die Stammzellen des Tumors überleben und können den Krebs wieder neu entfachen. Sulforapham soll diese Zellen empfindlich für die Therapie machen.

Der Stoff ist in folgenden Gemüsesorten enthalten:

Brokkoli, Blumenkohl, Kresse, Kohl aller Art, Senf, Rettich, Rucola, Meerrettich, Kohlrüben, Raps. Mittlerweile gibt es auch getrocknete Brokkolisamen oder Sprossen, die sehr empfehlenswert sind.
Wichtig sind außerdem Quercetin (in Zitrusfrüchten, Äpfel, Beeren, Petersilie, Salbei, grünem und schwarzem Tee enthalten) und Triptolid.

Morgens sollten sie schon einen Smoothie aus Apfel, Birnen, Beeren, Wildkräuter, Karotten, Brokkoli, Trauben und rote Beete zu sich nehmen.

Selen – wichtig für ihr Wohlbefinden

Selen ist ein Halbmetall, das der Körper unbedingt braucht. Es wird mit der Nahrung zugeführt. Es wehrt zuverlässig schädliche freie Radikale ab. Diese bilden sich leider immer wieder im Körper und setzen den Zellen zu. Zu viele freie Radikale führen zu Schäden im gesunden Gewebe und Zellen. Diverse Krankheiten (unter anderem auch Krebs) können deshalb entstehen und sich entwickeln. Bei einer Strahlen- und/oder Chemotherapie entstehen massenweise freie Radikale. Deshalb ist es sehr wichtig, mit Antioxidantien (Vitamine, pflanzliche Stoffe, Spurenelemente und Selen) dagegen vorzugehen.
Selen verhindert durch die Abwehr von freien Radikalen die Entartung von Zellen. Studien bestätigten, dass durch eine

vergleichsweise hohe Zufuhr von Selen die Anzahl der Krebserkrankungen reduziert werden können (z.B. Darmkrebs). Es schützt und stärkt Heilungskräfte. Die bekannte chronische Erschöpfung kann mit täglich 200-300 Mikrogramm Selen bekämpft werden. Vor der Therapie sollten 200 Mikrogramm eingenommen werden.

Direkt vor der Chemotherapie oder Strahlenbehandlung kann die Dosis auf 500-1000 Mikrogramm gesteigert werden. Danach sind wieder 200-300 Mikrogramm pro Tag angesagt. Nach Abschluss der Behandlung sind 200 Mikrogramm täglich über drei Monate ratsam. Anschließend können 100-150 Mikrogramm vorbeugend möglich sein.

Sie erhalten geeignete anorganische Selenpräparate rezeptfrei in Apotheken (z.B. Selenase XXL). Es wird vom Körper viel schneller umgesetzt als organisches Selen, das vor allem als Nahrungsergänzung angeboten wird. Eine Kostenerstattung über Krankenkassen ist bisher ausgeschlossen. Trotzdem können Betroffene sich den Selenspiegel im Blut messen lassen. Sollte dieser extrem niedrig sein, kann der behandelnde Arzt auch ein Rezept ausstellen, da medizinischer Nutzen aus einem schnellen Ansteigen des Selenspiegels entsteht. Ob die jeweilige Kasse die Kosten trägt, ist aber nicht sicher.

Private Kassen zahlen die Behandlung mit Selen in der Regel, wenn zuvor ein Selenmangel dokumentiert wurde. Für gesetzlich Versicherte sind Selen Produkte in Einzelfällen erstattungsfähig, falls der Nachweis über einen Selenmangel geführt wurde.

Wenn Sie sich an die oben angeführten Dosierungen halten, ist die begleitende Einnahme ideal, um Nebenwirkungen üblicher onkologischer Therapien (Chemotherapie, Bestrahlung) zu vermindern. Garantien gibt es natürlich keine, aber die Erfahrung zeigt, dass Selen durchaus das Befinden der Patienten im positiven Sinne beeinflusst.

In mehreren Studien konnte bestätigt werden, dass Krebs oft bei Patienten mit niedrigem Selenspiegel auftritt, Funktionen des Immunsystems durch Selengaben normalisiert werden und Natrium-Selenit-Gaben gesunde Zellen vor der Strahlung und Chemotherapie schützt. Bösartige Zellen werden nicht geschützt. Die Sterblichkeit und das Auftreten von Krebserkrankungen werden bei der Gabe von Selen merklich reduziert. Selbst wenn ihre Krankenkasse die Behandlung mit Selen nicht bezahlt, sollten sie geeignete Tabletten erwerben und regelmäßig zu sich nehmen.

Fasten bei der Chemotherapie? Ein neuer Ansatz

Obwohl niemand dies derzeit empfiehlt, kann es zumindest für sehr kurze Zeit wirksam sein. Erste Studien im Berliner Immanuel-Krankenhaus zeigen kleine Fortschritte.

Sobald sich der Körper kurzzeitig im Fastenmodus befindet, schaltet er auf „Sparflamme" um. Die Zellteilung verlangsamt sich. Bei Krebszellen funktioniert das aber nicht, d.h. sie teilen sich weiter schnell. Die Chemotherapie kann somit gezielter bösartige Zellen angreifen und trifft weniger gutartige Zellen, weil sich deren Zellteilung verlangsamt hat.

Durch das Vermeiden von Glucose wird weniger Insulin ausgeschüttet. Insulin transportiert ein Hormon, dass die Zellteilung der bösartigen Zellen stimuliert. Die Vermeidung von Insulin reduziert das Wachstum der Krebszellen. Aminosäuren aus tierischen Produkten wirken sich stimulierend auf Krebszellen aus. Diese werden durch Fasten drastisch reduziert.

Zwei Tage vor dem Therapietag wird dabei nichts tierisches mehr gegessen. Ausreichend Ballaststoffe sind natürlich erlaubt. Am nächsten Tag gibt es nur noch Getränke (Wasser, Gemüsesaft, Brühe). Eine Stunde Bewegung ist vorteilhaft. Am Therapietag trinken die Patienten nur. Der darauffolgende Tag ist wieder für die Aufnahme von Nahrung ab 14 Uhr vorgesehen.

Achtung: Diese Form des Fastens ist nur für starke Patienten mit gutem allgemeinem Zustand möglich. Bei systemischen Krankheiten (z.B. Leukämie, Lymphome) werden oft an mehreren Therapietagen Zytostatika gegeben. Fasten ist dann nicht angesagt. Allerdings können diese Patienten tierische Lebensmittel weglassen und profitieren dann auch durch eine Reduzierung der Nebenwirkungen.

Die bessere Wirkung der Chemotherapie wurde bisher nicht bestätigt. Verbesserungen gibt es aber bei den sonst obligatorischen Nebenwirkungen. So konnten Patienten das bekannte Fatigue-Syndrom (Müdigkeit, Erschöpfung) oft vermeiden, waren aktiver und konnten mehr selbständig erledigen. Sie litten weniger unter Übelkeit, Bauchschmerzen und Darmproblemen. Im Anhang finden sie einen geeigneten Kontakt zur Beratung zum Thema Fasten bei Chemotherapie.

Achtung: Fasten sollten sie wirklich nur in enger Zusammenarbeit mit den Onkologen und bei einem guten allgemeinen Zustand.

Vitamin C in hohen Dosen

Vitamin C hilft beim Kampf gegen den Krebs. Es muss aber als Infusion verabreicht werden oder in flüssiger Form in die Vene gespritzt werden. Die orale Gabe reicht bei weitem nicht aus, um einen Effekt zu erzielen. Erkrankte Personen haben gewöhnlich einen besonders niedrigen Vitamin C Spiegel im Blut.
Durch die aggressiven Therapien wird dieser Spiegel noch mehr beeinträchtigt. In einer wiederholten Studie konnten Wissenschaftler beweisen, dass hohe Dosen (30 – 100 Gramm als Infusion) des Vitamins Krebszellen durch die Bildung von zellschädigendem Wasserstoffperoxid abtöten kann. Auf gesunde Zellen hat der Stoff keine Auswirkungen. Auch während der Therapie können derartige Infusionen helfen, die üblichen Nebenwirkungen zu vermindern. Voraussetzung: Das Enzym G6PDH sollte im Blut allerdings festzustellen sein.

Auch wenn die konventionelle Therapie erfolgreich oder nicht erfolgreich beendet wurde, kann der Einsatz von hochdosiertem Vitamin C empfehlenswert sein. Einzelne Therapeuten praktizieren dies bereits, während viele Mediziner noch nicht überzeugt sind bzw. den Nutzen anzweifeln. Hinweis: In den USA sind solche Infusionen mit Vitamin C Teil einer herkömmlichen Chemotherapie.

Könnte eine Vitamin C Hochdosistherapie bei Ihnen angesagt sein? Folgende Symptome könnten dafürsprechen:

- Müdigkeit und Stress
- Infektanfälligkeit
- Infekte (viral, bakteriell)

- Pilzbefall
- Bösartige Erkrankungen jeglicher Art
- Wundheilstörungen
- Begleittherapie bei Krebs
- Nachsorge bei Krebs
- Asthma und COPD

- Allergien
- Heilung nach Operationen
- Senkung von Blutfett
- Durchblutungsstörungen
- Rheuma
- Thrombose
- Chronische Schmerzen

Vitamine sind wirklich wichtig

Vitamine gehören auf jeden Fall zu einer ausgewogenen Ernährung. Bei akuten Krankheiten benötigt der Körper meistens höhere Dosen.

Ein kleiner Überblick:

VITAMIN A
schützt die Zellen, fördert die Zellreparatur
Tagesbedarf: normal: 5.000 I.E., erhöht: 10.000 I.E.
(Leber, Fisch, Lebertran, Eier, Milch, Käse, Butter vor.
und über Beta-Karotine (Gemüse, Obst)

BETA-KAROTIN (Provitamin A), Lycopin (Tomaten)
schützt die Zellen, fördert die Zellreparatur
Tagesbedarf: normal: 8–15 mg, erhöht: 25–75 mg
(Gemüse und Obst, besonders Möhren, Spinat, Brokkoli

VITAMIN C
aktiviert das Immunsystem, baut Schadstoffe ab (Nitrosamine), Entgiftung, Infektabwehr
Tagesbedarf: normal: 150 mg, erhöht: bis 500 mg (und mehr) (Zitrusfrüchte, Obst, Gemüse)

VITAMIN E
aktiviert das Immunsystem, Zellschutz, entzündungshemmend
Tagesbedarf: normal: 10–20 mg, erhöht: 100–400 mg
(pflanzliche Öle, Weizenkeime, Fischöle, Nüsse, Soja, Getreide, Eier)

Stoffwechsel, Zellfunktion, Nerven

FOLSÄURE (Vit. B9)*
Blutbildung, neurologische Störungen, Schutz der Darmschleimhaut
Tagesbedarf: normal: 0,6–1 mg (bei Chemotherapie nicht zusätzlich) (grüne Blattgemüse, Hefe, Vollkorn, rotes Fleisch)

B-VITAMINE (B 1,2,3,6,12, Biotin u. a.)*
Optimieren die Zellfunktion, bei neurologischen Störungen
Der Bedarf wird durch ausgewogene Ernährung meistens gedeckt. (Fleisch, Geflügel, Fisch, Hülsenfrüchte, Vollkorn)

VITAMIN D
hemmt Tumorwachstum, hemmt Zellteilung, fördert Knochenaufbau
Tagesbedarf: normal: ca. 1.000 I.E., erhöht: ca. 2.000 I.E.
(Seefische, Lebertran, Pilze, Milchprodukte, Eier)

SPURENELEMENTE

SELEN
Abwehrstärkung, Antioxidans (Gluthationbildung), Entgiftung, Zellschutz, hemmt Tumorwachstum

Tagesbedarf: normal: 100 µg, erhöht: 300–600 µg
(erhöhte Dosis nicht über längere Zeit)
(Seefisch, Eier, Fleisch, Getreide (deckt nicht immer den Bedarf))

ZINK
Abwehrstärkung, Baustein antioxidativer Enzyme
Tagesbedarf: normal: 10–20 mg, erhöht: 20–40 mg
(Fleisch, Fisch, Eier, Hülsenfrüchte, Vollkorngetreide)

MINERALSTOFFE

MAGNESIUM
Nervenfunktion (Nervosität, Depression), Herzschutz
Tagesbedarf: normal: 200–400 mg, erhöht: bis 700 mg
(Vollkorn, Gemüse, Nüsse, Fleisch)

KALZIUM
Zellstoffwechsel, Krebsschutz, Abwehrstärkung, Entgiftung
Tagesbedarf: normal: 1–1,5 g
(Gemüse, Kräuter, Sesam, Sesamsalz, Milchprodukte)

FETTSÄUREN

OMEGA-3-FETTSÄUREN
Krebsschutz, Abwehrstärkung, Herzschutz, hemmt Entzündungen
Tagesbedarf: normal: 1–1,2 g, erhöht: 2–3 g
(Seefisch, Pflanzenöle, Leinsamen, Walnüsse, Sojabohnen)

AMINOSÄUREN *(Eiweißbausteine)*

GLUTAMIN
Baustein für Gluthation (wichtiges Antioxidans), krebshemmend, Entgiftung
Tagesbedarf: normal: 0,2–2 g
Wird mit vollwertiger Ernährung meistens gedeckt.

CYSTEIN
Entgiftung, Antioxidans, Abwehrstärkung, Bildung von Abwehrzellen
Tagesbedarf: normal: 200–600 mg
(Fisch, Fleisch)

L-TRYPTOPHAN
Baustein für Serotonin, schlaffördernd, Antidepressivum
Tagesbedarf: normal: 200–300 mg

SONSTIGE

COENZYM Q 10
Antioxidans, Herzschutz, Energiestoffwechsel, Muskeldurchblutung
Tagesbedarf: normal 25–200 mg, bei ausgewogener Ernährung gedeckt (Fleisch, Eier, Pflanzenöle)

L-CARNITIN
Herzschutz, Energietransporter (v. a. in Skelettmuskulatur)
Tagesbedarf: 1–3 g
(Fleisch, Milch, Brot, Weizenvollkorn)

PFLANZLICHE SCHUTZSTOFFE

FLAVONOIDE, PHYTOHORMONE, SAPONINE u. a.
Zellschutz, Antioxidantien, krebshemmend, entgiftend, abwehrstärkend
Tagesbedarf: nicht bekannt
(pflanzlichen Lebensmittel, Gemüsesäfte, Extrakten)

Vorsicht Mundsoor

Da Zytostatika schnelle wachsende Zellen angreifen, wirkt sich die Therapie auch auf die Mundschleimhaut aus. Dabei kann sich Soor bilden, ein weißer Belag auf der Haut, der durch Pilze hervorgerufen wird. Die Behandlung erfolgt schon vorbeugend mit Antipilzmitteln, meistens als Suspension. Diese sollten sie auf jeden Fall regelmäßig anwenden, um Soor zu verhindern bzw. zu reduzieren. Vernachlässigen sie diese Maßnahme kann es zu einer schmerzhaften Mukositis (Mundschleimhautentzündung) kommen.
Vor allem bei hochdosierten Therapien ist absolute Vorsicht und Disziplin bei der Anwendung angesagt. Hier erhalten Patienten noch andere Medikamente zur Unterstützung der Schleimhaut. Oft werden dann auch Antipilzmittel per Infusion gegeben, damit ein vollständiges Abheilen schnell möglich ist.

Bei der Therapie müssen Betroffene fleißig sein, d.h. immer wieder die Suspension nutzen und anwenden. Kontrollieren sie in kurzen Abständen ihre Mundschleimhaut. Schon kleine Änderungen oder Auffälligkeiten können behandlungsbedürftig sein.
Wichtig ist die Anwendung über die gesamte Behandlungsdauer hinaus, auch wenn nichts mehr zu sehen ist. Eine sorgfältige Mundhygiene hilft bei der Behandlung. Vorsicht: Mundsoor ist ansteckend. Der Pilzbefall kann auf andere Personen übertragen werden.

Besondere Vorsicht ist beim Kontakt mit Kindern angebracht. Bei ungenügender Behandlung ist eine Übertragung in den Magen-Darm-Bereich möglich. Dann müssen stärkere Antipilzmittel eingesetzt werden. In ungünstigen Fällen kann aufgrund von Verletzungen der Schleimhaut eine Sepsis entstehen. Dann müssen Antibiotika schnell eingesetzt werden.

Mit Vitamin B17 Krebs erfolgreich bekämpfen

Von der Schulmedizin werden Therapien mit Vitamin B 17, das eigentlich kein Vitamin im engeren Sinn ist, oft nicht ernst genommen. Einige Ärzte und Heilpraktiker haben sich darauf spezialisiert und erzielen durchaus Erfolge.

Bereits 1924 wurde Amygdalin synthetisiert und in den USA bei Krebs in Tablettenform eingesetzt. In den 1970-er Jahren wurde halbsynthetisches Laetril oft bei Krebstherapien verwendet. Die Forschungen von Dr. Suguira vom Krebsforschungszentrum Sloan Kettering Memorial Hospital in New York zeigten, dass der Stoff das Tumorwachstum einschränkt, Schmerzen durchaus lindert, die Metastasierungen verhindert, vorbeugend gegen Krebs wirkt und das Wohlbefinden verbessert.
Immer wieder wurden Studien bei Tieren durchgeführt, welche die Wirksamkeit bestätigten. Bisher gibt es aber nach wie vor nicht genügend Studien mit Menschen, sodass man keine belastbaren Schlüsse ziehen kann.

Amygdalin kommt in der Natur in vielen Pflanzen vor. Die stärksten Konzentrationen findet man in Aprikosenkernen, Apfelkernen, Samen anderer Steinfrüchte und Bittermandeln. Es wirkt schmerzstillend und ist als natürliches Chemotherapeutikum bekannt. Vitamin B17 hemmt das Wachstum von Tumorzellen, beeinträchtigt gesunde Zellen aber nicht.

Der US-amerikanische Arzt Dr. Binzel hat mit einer kombinierten Therapie 180 Patienten behandelt und deren Krankheitsverlauf von 1974-1992 dokumentiert. Nach 18 Jahren waren noch 87,3% am Leben. Die verstorbenen Patienten starben an anderen Krankheiten.
Folgende Vitamine und Spurenelemente wurde zusätzlich verabreicht:
Multivitamintabletten zwei x täglich
Vitamin C zweimal täglich (1Gramm), dann später 6 x 1 Gramm
Vitamin E 400 i.E. zwei x täglich
Megazyme Forte (mit Trypsin, Chymotrypsin, Bromealin, Zink (50mg) drei x 2 Tabletten täglich
Pangaminsäure B15 100 mg drei x 1 täglich
Emulgiertes Vitamin A (25000 i.E. pro Tropf. 5 Tropf täglich)

Zusätzlich wurde eine strenge Rohkost-Ernährung durchgeführt.

Vitamin B17 wird nicht verdünnt intravenös gegeben.
Dosis:
1 Ampulle 3 Gramm (10 ml)
Dann 2 Ampullen 6 Gramm (20 ml)
Dann 2 Ampullen 6 Gramm (20 ml)
Dann bis Dosis 9 3 Ampullen (30 ml)

Nach drei Wochen Injektionen erhält der Patient dann eine Ampulle (10 ml) pro Woche über den Zeitraum von drei Monaten. Dann sollten an den Tagen ohne intravenöse Gabe jeweils 2 B17 Tabletten (500 Gramm) eingenommen werden.

Wissenschaftlich ist die Wirkung von Vitamin B17 nicht anerkannt. Kombinierte Therapien haben aber durchaus Chancen auf Erfolg.
Dies gilt vor allem für Patienten, welche schon zuvor konventionell behandelt wurden und aufgrund von Resistenzen nicht mehr und nur teilweise auf Zytostatika ansprechen. Für diese Therapie spricht ihr nebenwirkungsarmer Einsatz und Auswirkungen nur auf bösartige Zellen im Körper. Vor allem wenn Patienten schon durch zahlreiche Chemotherapien geschwächt wurden, ist die Alternative überlegenswert. Leider existieren noch zu wenige Studien über Therapien mit B 17 und deren Wirksamkeit. Trotzdem berichten Patienten von Erfolgen und vor allem einer verbesserten Lebensqualität. Doch auch hier kann keinerlei Garantie auf Erfolg ausgesprochen werden.

Eine große Rolle spielt die korrekte Verabreichung des Stoffs. Die Therapie gehört in die Hände von erfahrenen Naturmedizinern oder Heilpraktikern. Es gibt derzeit immer noch wenige Apotheken, welche Amygdalin in guter Qualität herstellen. Bestehen sie auf einwandfreie Produkte aus geprüfter Herstellung. Experimente mit bitteren Aprikosenkernen sollten nicht in Erwägung gezogen werden, weil dabei eine konkrete Vergiftungsgefahr besteht (Blausäure). Mit Blausäure sollte man nicht unachtsam umgehen. Achten sie daher auf Therapien in Form von Infusionen oder Tabletten, die auch wirksam sein können. Von reinen Präparaten geht keine Gefahr aus, weil keine Blausäure abgespaltet wird. Derartige Therapien sollten noch mit anderen Therapien kombiniert werden, um die Krankheit ganzheitlich bekämpfen zu können. Wer sich in diese Richtung orientieren möchte, sollte sich von kompetenten Ärzten, Naturmedizinern beraten lassen.

Der Therapeut sollte Ihr Leben kritisch hinterfragen, gewohnte Verhaltensmuster aufdecken und auf Veränderungen im Hinblick auf Stress, Schlaf, Ernährung und Sport bzw. Freizeitaktivitäten hinweisen. Gleichzeitig darf eine Entgiftung des Körpers auch nicht fehlen.

Der Arzt oder Heilpraktiker bespricht alle Punkte mit Ihnen und prüft ihr Immunsystem, sowie die Entgiftungsleistung des Körpers. Für Gespräche sollte er/sie genügend Zeit haben. Je früher mit der Behandlung begonnen wird, desto wahrscheinlicher ist ein Erfolg. Viele Patienten kommen erst auf den Gedanken, sich mit alternativen Methoden behandeln zu lassen, wenn die Krankheit schon weit fortgeschritten ist, oder vergebliche traditionelle Therapieversuche unternommen wurden. Falls Sie sich also dafür entscheiden, sollte dies möglichst frühzeitig geschehen.

Von der Selbstbehandlung mit Vitamin B17 raten wir ausdrücklich ab.

Immer empfehlenswert: Zucker weitgehend meiden

Krebszellen mögen Zucker sehr gern. Durch das konsequente Vermeiden von Zucker ist es möglich, diesen bösartigen Zellen dauerhaft Schaden zuzufügen. Nun möchten aber Patienten auch mal etwas Süßes essen, ohne auf Zucker zugreifen zu müssen.
Eine Alternative ist natürlicher Xylit mit der gleichen Süßkraft wie Zucker aber rund 40% weniger Kalorien. Im Körper kommt dieser Stoff in geringen Mengen vor. Er weiß also damit umzugehen. Inzwischen gibt es ein breites Angebot an Produkten mit Xylit. Sehen sie sich einfach mal in den Märkten und Drogerien um. Niemand muss aufgrund der Therapie auf den süßen Geschmack verzichten.

Die Photo Dynamische Therapie

Die PDT – Therapie zerstört maligne Zellen, ohne gesunde Zellen anzugreifen. Sie ist deshalb eher gut verträglich. Durch die Nutzung der Photosensibilatoren, die Tumorzellen lichtempfindlich machen, können gezielte Behandlungen eingeleitet werden.

Das Tumorgewebe wird mit Laserlicht bestrahlt. Es entstehen aggressive Sauerstoffmoleküle, welche den Tumor zerstören.
Die PDT - Therapie schont das allgemeine Befinden des Patienten und ist daher auch bei Vorerkrankungen und/oder fortgeschrittenem Alter möglich.

Die Insulin Potenzierte Therapie

Diese Form der Therapie reduziert Nebenwirkungen der eingesetzten Zytostatika sehr gut. Es ist eine eher sanfte Behandlungsmöglichkeit bei Krebserkrankungen. Insulin wird in der Bauchspeicheldrüse gebildet. Das Hormon dient praktisch als Türöffner beim Transport von Nährstoffen in die Zelle.

Dank dieses Mechanismus werden hier niedrig dosierte Zytostatika eingesetzt, die mithilfe des Insulins direkt in die Zelle gelangen. Die Wirksamkeit ist ähnlich wie bei einer sonst höheren Dosis, aber die Nebenwirkungen werden stark reduziert. So wird die Chemotherapie viel besser vertragen und der Patient fühlt sich besser.

Auch Methadon kann helfen

Laut neuer Studien kann Methadon die Wirkung von Chemotherapien verstärken bzw. unterstützen. Bis zur Validierung dürfte es noch ein Weilchen dauern. Bisher herrscht unter den Onkologen immer noch Uneinigkeit über den Nutzen einer durch Methadon unterstützten Therapie. Es gibt derzeit wenige Studien, welche von der Mehrheit der Onkologen noch angezweifelt werden.
Sollten Sie Methadon einnehmen, müssen die behandelnden Onkologen in Kenntnis gesetzt werden, denn dies hat Auswirkungen auf die Dosierung von Medikamenten, welche neu berechnet werden muss. Sprechen Sie diese Möglichkeit beim Arzttermin an und versuchen Sie verfügbare Optionen zu nutzen.
Je niedriger eine Chemotherapie aufgrund von unterstützenden Medikamenten wie Methadon dosiert werden kann, desto weniger

Nebenwirkungen treten auf. Die gesamte Verträglichkeit steigt dann an, sodass sich Ihr Wohlbefinden auch während der Therapie steigert.

Leider kommt die Forschung nicht so recht weiter, obwohl die Wirksamkeit im Laborversuch bereits vorliegt. Interessen der Pharmabranche stehen einem Einsatz von Methadon entgegen, weil das Medikament dem Markt für Zytostatika schaden würde, denn Methadon kostet gerade einmal 10-20 Euro (100 ml) für eine Medikation, die 4-6 Wochen reicht. Zytostatika sind dagegen wesentlich teurer. Wer möchte also Studien finanzieren? Auf jeden Fall niemand mit monetärem Interesse.

Immer verfügbar: Kokosöl

Nebenwirkungen lassen sich z.B. mit Kokosöl (jeden Tag morgens, mittags und abends jeweils ein Teelöffel und dann langsam bis zu 5 Teelöffel steigern) (gegen Schleimhautentzündungen) vermindern. Kokosöl ist nahezu neutral im Geschmack. Deshalb geht die Einnahme eigentlich immer, auch direkt nach und während der Therapie. Es beruhigt die meist angegriffene Mundschleimhaut, die Magen- und Darmschleimhaut zuverlässig. Zusätzlich wird die Verdauung wieder angeregt.

Essiac Tee – der Heilsame Tee der Indianer

Dieser Tee stammt ursprünglich von kanadischen Indianern. Er wurde gegen so gut wie alle Krankheiten der Urvölker eingesetzt und 1928 von einer Krankenschwester auch gegen Krebs verwendet. Diese Schwester hatte angeblich auch gute Erfolge vorzuweisen. Wissenschaftlich ist das nicht bewiesen, weil die entsprechenden Studien nicht korrekt durchgeführt wurden, bzw. mangelnde Ergebnisse zeigten. Niemand behauptet also, dass der Tee wirklich gegen Krebs hilft, aber Betroffene berichten, dass er die Nebenwirkungen der Chemotherapie vermindert. Auch dies ist wissenschaftlich nicht erwiesen.

Der Tee (z.B. 160 Gramm) besteht aus:

- Rad. Bardane-Klettenwuzel 20 Gramm
- RHIZ. Rhei-Rhabarberwurzel 20 Gramm
- HB. Rumicis-Sauerampfer 20 Gramm
- Cort. UlimiUlmenrinde 20 Gramm
- HB. Nasturtii-Brunnenkresse 20 Gramm
- Flor. Trifolii-Rubri-Rotkleeblüten 20 Gramm
- Thallus Laminariae-SÜ-Tang 20 Gramm

Bei bösartigen Krankheiten:

30 Gramm der Kräutermischung auf 950 ml Wasser.
Im Topf mit Deckel für 10 Minuten kochen lassen, dann die Platte ausschalten und über Nacht stehen lassen. Am Morgen erhitzen Sie den Tee kurz (nicht kochen!), ziehen lassen und dann filtern Sie den Tee mit einem nicht zu feinen Sieb. Dann füllen Sie den Tee in Flaschen ab. Diese stellen Sie in den Kühlschrank.

Verzehr:

30 ml Essiactee verdünnt mit 60 ml heißem Wasser trinken Sie am Abend vor dem Schlafen. Sollten mit dieser Dosierung Probleme auftreten, halbieren Sie den Anteil des Tees auf 15 ml. Während einer Chemotherapie sollten Sie diesen Tee niemals zu sich nehmen, sondern falls ja, nur danach.

Auch hier können Nebenwirkungen eintreten (Fieber, Schwellungen, Übelkeit). Trinken sie viel Wasser, um Gifte auszuschwemmen.

Wie oben schon erwähnt: Die Angaben basieren auf Erfahrungswerten von Patienten, die subjektiv sein können. Es gilt immer: Jeder ist für sein Tun selbst verantwortlich.

Achtung: Bei Erkrankungen des Blutes oder Varianten sollten Sie nur in Absprache mit ihrem Arzt Tees zu sich nehmen. Es kann durchaus sein, dass Tees verunreinigt sind oder andere Stoffe beinhalten, welche für die Therapie nicht von Vorteil sind.

Achtung Verstopfung!

Manche Patienten leiden aufgrund der Medikamente gegen Übelkeit und Erbrechen unter anhaltender Verstopfung. Dagegen helfen Weichmacher in Form von Pulver, die man als Krebspatient verschrieben bekommt. Fragen sie unbedingt ihren Onkologen.
Nehmen Sie sie diese Mittel am besten schon vorbeugend, sodass sich der Stuhl nicht verhärten kann. Sie wirken und verhindern zusätzliche Komplikationen sowie Schmerzen aufgrund harten Stuhlganges. Sollten sie mehrere Tage (z.B. über 5 Tage) keinen Stuhlgang haben, sind Abführmittel notwendig. Auch diese Mittel sollten möglichst vorbeugend verschrieben werden, damit man sie sofort einsetzen kann.

Für den Notfall sollten sie stets Abführmittel im Haus haben. Bei korrekter Anwendung des oben beschriebenen Pulvers werden sie abführende Medikamente nicht benötigen.

Durchfall - kommt leider oft vor

Manche Betroffene reagieren auf die Therapie oder Begleitmedikamente mit Durchfall. Hierbei ist es sehr wichtig, den Körper nicht durch diese Nebenwirkung noch zusätzlich zu schwächen. Daher sollten sie z.B. Bananen essen und viel Mineralwasser trinken. Brühe mit Salz gleicht den Verlust von Mineralien wieder aus. Sobald sich die Darmschleimhaut wieder beruhigt hat, normalisiert sich auch der Stuhlgang. Die Zellen der Schleimhaut erneuern sich vergleichsweise schnell.
Stärkende Suppen (z.B. über einen langen Zeitraum gekochte Kartoffelsuppe, Fleischsuppe, Hühnersuppe, Gemüsesuppe) lassen den Patienten wieder zu Kräften kommen.

Viele Betroffene haben Probleme mit Brot, Brötchen und Backwaren aufgrund der enthaltenen Hefe. In solchen Fällen sollten sie auf Knäckebrot ohne Hefe umsteigen, welches meistens besser verträglich ist. Oft entstehen Unverträglichkeiten während der Therapie, weil der Magen und der Darm massiv geschädigt werden. Durch Probieren finden Sie heraus, was Ihnen wirklich guttut. Testen sie stets mit sehr kleinen Mengen. Erinnerungen an Mahlzeiten während der Therapie verursachen zum Teil Übelkeit oder Ekel. Es ist sehr schwer und langwierig, derartige Erinnerungen zu durchbrechen.

Die unvermeidliche Schwäche folgt

Sie kommt unweigerlich nach mehreren Chemotherapie - Zyklen. Das lässt sich leider kaum verhindern. Betroffene gehen plötzlich anders, schlürfen fast schon und heben die Beine nicht mehr an, kommen kaum noch Treppen hoch und sind nach kurzen Belastungen oder körperlichen Aktivitäten schnell erschöpft. Arbeiten über Kopf (z.B. Schränke öffnen) fallen schwer. Ebenso ist bücken, in die Hocke gehen und wieder aufstehen schwer und kostet immens Kraft.

Nach Rücksprache mit Internisten und Onkologen stellt man fest, dass dieser Verlauf leider normal ist. Es geht fast allen Patienten so. Die starken Medikamente sowie die Krankheit an sich fordern ihren Tribut. Durch die Vernichtung von Krebszellen entstehen „Abfälle“ (zerstörte Zellen) im Körper, welche nach und nach ausgeschwemmt werden müssen. Auch das strengt Patienten an. Dazu kommt der Einsatz der zellzerstörenden Medikamente, der natürlich nicht ohne Folgen bleibt. Der Körper wird in seiner Funktion beeinträchtigt und erholt sich nur sehr langsam wieder.

Das greift die Psyche stark an, denn man ist ein solches Verhalten nicht gewohnt, sondern möchte möglichst aktiv bleiben. Leider klappt dies mit zunehmender Dauer der Therapie nicht wie gewünscht.

Tipp der Ärzte: Die Therapie und deren Nebenwirkungen sollte man annehmen und nicht hadern, denn es kommt im Verlauf der Therapie zu vermehrter Schwäche, von der man sich in der Regel nach der Therapie wieder erholt. Akzeptieren sie also die momentane Situation als Teil des Spiels. Es nützt kaum etwas, dagegen ankämpfen zu wollen. Solche Anstrengungen erschöpfen sie nur noch schneller und die Frustration steigert sich entsprechend.

So gut wie alle Patienten berichten über anhaltende Schwäche. Geben sie dem Körper Ruhe, wenn er sie einfordert. Wenn etwas nicht geht, dann ist es im Moment ebenso. Später können Sie es wieder in Angriff nehmen. Richten sie ihr Schlafverhalten nicht nach der Uhrzeit. Wenn sie müde sind, legen sie sich hin, egal was die Stunde geschlagen hat. Das kann auch den ganzen Tag andauern, bis Sie sich wieder besser fühlen.

Die Krankheit bzw. die Therapie bestimmen die aktuellen Möglichkeiten der körperlichen Entfaltung, nicht Sie. Daran sollten Sie sich möglichst schnell gewöhnen, sonst dürfte ihnen die nötige Therapie sehr schwerfallen. So hart es auch klingt: Die Bekämpfung der Krankheit fordert alles von Ihnen. Sämtliche körperlichen und geistigen Kräfte sollten Sie darauf ausrichten. Andere Dinge werden dabei reihenweise nebensächlich. Früher wichtige Ereignisse, Wünsche oder Verhaltensweisen werden nebensächlich. Auch diese Entwicklung ist völlig normal. Ihr Leben wandelt sich komplett. Fragen Sie mal andere Patienten, sie werden ihnen Ähnliches berichten.
Es ist durchaus nützlich, während der Therapie egoistische Tendenzen zu entwickeln, denn für Sie geht es hauptsächlich um die Bekämpfung der Krankheit. Andere Dinge, Befindlichkeiten anderer Personen spielen vorerst keine Rolle.

Hilfe bei Erschöpfung

Eine kleine japanische Studie mit nur 11 Patienten bestätigte die Wirkung von L-Carnitin bei der berüchtigten Fatigue. Dabei erhielten die Patienten über 8 Wochen jeweils 1500 mg L-Carnitin täglich und fühlten sich nicht mehr so müde und erschöpft wie zuvor. L - Carnitin spielt beim Fettsäurestoffwechsel eine Rolle. Fehlt diese Substanz, stellen sich Schwäche und Erschöpfung ein. Sie kann in Form von Nahrungsergänzung dem Körper zugeführt werden. Auf jeden Fall ist es einen Versuch wert, um der chronischen Müdigkeit und Erschöpfung Einhalt zu gebieten und auch während der Therapie, sowie danach mehr Lebensqualität zu gewinnen. L-Carnitin können Patienten jederzeit im Online Handel oder auch in Apotheken erwerben.

Wichtig: Ausleitung bei Krebstherapien

Alle konventionellen Therapien sind für den Körper sehr belastend. Eine natürliche Ausleitung der Überreste (Medikamente, Abfälle aus zerstörten Zellen) erscheint ratsam, sollte aber von den behandelnden Ärzten begleitet werden. Die Ausleitung wird oft in Kuren angewendet. Dabei kann es aufgrund des Ausspülens von Schadstoffen aus den Organen in den Organismus zu einer ersten Verschlimmerung der Beschwerden kommen, die aber nach wenigen Tagen abklingen. Um die Ausleitung anzuregen sollten Sie über den Tag verteilt mindestens 2,5 Liter Flüssigkeit trinken. Ideal sind Heiltees: Zu Anfang trinken sie nicht mehr als 0,2 Liter am Tag und steigern dann langsam den Anteil. Verwenden sie bittere Sorten, die im Körper basisch regulierend wirken (z.B. grüner Tee, Roibusch Tee).

Unheimlich wichtig: Stärkung der Leber

Die Leber wird während der Therapie stark belastet (Medikamente, toxische Produkte der Krebszellen). Eine Unterstützung des Entgiftungsorgans mithilfe natürlicher Mittel ist empfehlenswert. Infrage kommen etwa Mariendistel und der Wirkstoff Ornithnapsartat, die zur Funktionsfähigkeit der Leber beitragen. Nach und während der Chemotherapie können derartige Mittel zur Regeneration und Unterstützung der Leber gegeben werden. Der Konsum von Sauerkrautsaft, Brottrunk mit rechtsdrehenden Milchsäuren ist ebenfalls empfehlenswert.

Weiterhin können pflanzliche Bitterstoffe wie Löwenzahnpulver, Löwenzahnextrakt, Kräuterbitter und Basenbitterkräuter der Leber wieder auf die Sprünge helfen. Entgiftungskuren sind ratsam zur Steigerung des Wohlbefindens, Reduktion von Nebenwirkungen der Therapie und Stärkung des gesamten Organismus. Dazu gehört auch die Substitution mit Zink, Selen, Glutathion, die Gabe von Alpha Liponsäure und Anwendungen mit Heilerde.

Patienten berichten von einer deutlichen Steigerung der Leistungsfähigkeit durch die Stoffwechselaktivierung nach der

Entgiftung. Übelkeit, Magen– Darm-Probleme und Müdigkeit können deutlich verbessert werden.

Die Entgiftungsorgane wie Leber und Nieren bräuchten eigentlich eine Pause, weil sie durch die Therapie massiv belastet wurden. Die Darmschleimhaut wurde ebenfalls beeinträchtigt, sodass die Nahrung nicht mehr vollständig verdaut wird.

Es entstehen mehr unerwünschte Stoffwechselabfallprodukte. Gerade im Verdauungssystem sollten Gifte bekämpft werden. Das geschieht vorzüglich mit Mineralerde Bentonit. Toxine aller Art werden von Mineralerde angezogen und gebunden. Dann folgt die Ausscheidung über den Verdauungstrakt. Nach der Chemotherapie sollte daher stets die Einnahme von Mineralerde mit viel Wasser erfolgen. Je mehr Gifte Bentonit ausleiten kann, desto weniger werden Entgiftungsorgane belastet.

Ölziehen zur Prophylaxe und einfachen Behandlung

Was ist Ölziehen?

Mit diesem Verfahren ziehen Sie schädliche Stoffe aus dem Körper und entschärfen Schädlinge im Mundraum. Nur fünf Minuten täglich genügen völlig. Jeder kann es ohne Probleme anwenden. Es gibt keinerlei Nebenwirkungen.

Schädliche Bakterien und andere Stoffe, auch von der Chemotherapie, sammeln sich im Mundraum, an den Zahnherden und verursachen massive gesundheitliche Störungen. Zunächst ist unklar, woher die Beschwerden kommen, bis man sich auf alte Methoden des Ölziehens besinnt. Die Entzündungsherde sitzen tief im Kieferknochen und an den Zahnwurzeln.

Durch das Öl werden schädliche Ausscheidungen aus dem Mundraum entfernt. Das Ölziehen ist eine simple, aber gut wirkende Prophylaxe gegen Schadstoffe und Bakterien aller Art. Auch bei schon bestehenden Zahnherden hilft dieses Verfahren. Sie müssen allerdings über mehrere Wochen dabeibleiben.

Wie funktioniert es?

Sie nehmen sich fünf Minuten Zeit, ein hochwertiges kalt gepresstes Pflanzenöl (Rapsöl, Kokosöl, Olivenöl) und bewegen einen Esslöffel davon regelmäßig im Mund hin und her. Pressen Sie es auch durch die Zähne und sorgen Sie dafür, dass dieses Öl alle Mundwinkel berührt. Die Flüssigkeit sollte weiß sein, wenn Sie diese wieder ausspucken. Danach spülen Sie ihre Mundhöhle mit Wasser aus, reinigen die Zunge mit einem Zungenschaber und putzen sich die Zähne.

Der beste Zeitpunkt ist morgens nach dem Aufstehen, weil sich in der Nacht Schadstoffe an der Mundschleimhaut ansiedeln. Achtung: Schlucken Sie das Öl auf keinen Fall runter, sondern spucken Sie es nach der Prozedur aus. Darin befinden sich nun eine Menge Krankheitserreger und Schadstoffe. Unter dem Mikroskop können Fachkräfte die erhöhte Anzahl an Keimen nachweisen.

Nach etwa sechs Wochen werden Sie den wohltuenden Effekt des Ölziehens spüren: Sie fühlen sich fit und nicht mehr so müde wie zuvor. Ölziehen sollten Sie zweimal im Jahr jeweils für sechs Wochen anwenden. Damit entziehen Sie dem Körper eine Menge Schadstoffe, welche sonst mühsam über die Haut oder den Darm ausgeschieden werden müssen. Entlasten Sie Ihren Stoffwechsel! Es ist so einfach und kostet nur eine Flasche Speiseöl.

Antikörper Therapie – mittlerweile Standard

Diese eher neue Form der Therapie greift gezielt bösartige Zellen im ganzen Körper an und verschont die gutartigen Zellen. So gelingt es, den Krebs zu bekämpfen, aber die negativen Effekte einer Chemotherapie zu vermeiden. Bei vielen Krebsarten (auch Brustkrebs) kommen Antikörper mittlerweile zum Einsatz. Sie werden auf Bestellung der Praxis oder des Krankenhauses in der Apotheke hergestellt bzw. gemischt und als Infusionslösung dann verabreicht, oder je nach Therapie auch unter die Haut gespritzt.
Die Antikörper heften sich an bestimmte Eiweißstrukturen der bösartigen Zelle, verbinden diese und leiten damit den Zelltod ein. Andere vermitteln praktisch zwischen Killerzellen und bösartigen

Zellen, sodass die Killerzelle dann die bösartige Zelle erkennt und zerstören kann. Antikörper ermöglichen also die sehr zielgerichtete Vernichtung maligner Zellen und verschonen die übrigen Zellen des Körpers.

Damit die Verträglichkeit gesteigert werden kann, erfolgen erst Infusionen mit Fenistil und Kortison. Bei der ersten Infusion wird mit langsamer Geschwindigkeit gearbeitet. Auf diese Weise kann man feststellen, ob der Patient die Antikörper verträgt bzw. eventuell allergisch reagiert. Im Fall einer Reaktion wird die Gabe sofort gestoppt und es liegen Notfallmedikamente bereit. Bei guter Verträglichkeit wird die Geschwindigkeit der Gabe Schritt für Schritt bis zum Maximum gesteigert. Manche Antikörper werden auch per Spritze unter die Haut verabreicht. In der Regel erfolgt die Gabe per Infusion im Rahmen einer kombinierten Therapie.

Durch das schnelle Anregen des Immunsystems über die Antikörper können Nebenwirkungen wie Fieber, Kopfschmerzen, Kreislaufprobleme und Müdigkeit auftreten.

Für Patienten ist es wichtig, den Namen des Präparates zu kennen. Es gibt Nachahmerprodukte mit biologisch ähnlichen Eigenschaften, die jedoch andere Nebenwirkungen auslösen können. Antikörper werden bei vielen Krankheitsbildern auch zur Erhaltungstherapie verordnet, um ein erneutes Aufflammen der bösen Zellen zu verhindern. Diese Therapien können durchaus über 2 Jahre andauern. In solchen Fällen erhalten Patienten dann etwa alle zwei Monate eine Infusion. Das krankheitsfreie Überleben kann damit um viele Jahre gesteigert werden.

Der Vorteil dieser Therapieform ist ganz klar der gezielte Einsatz gegen bösartige Zellen. Somit können auch Patienten mit gesundheitlichen Einschränkungen bzw. schlechtem Zustand behandelt werden, welche z.B. eine Chemotherapie nur unzureichend vertragen.
Die Forschung schreitet in diesem Bereich rasant voran. Mittlerweile sind viele Antikörperpräparate für die Krebstherapie verfügbar. Bei aller Euphorie: Es bleibt jedoch ein Eingriff ins Immunsystem des Körpers, der über längere Zeit bisher noch nicht möglich ist bzw. ratsam erscheint.

Geplante Aktivitäten – Nehmen sie sich nicht zu viel vor

Planen Sie während der Therapie möglichst nicht viel, denn es kann jederzeit etwas dazwischenkommen. Warum?
Entscheidungen können nur kurzfristig und abhängig vom derzeitigen Zustand getroffen werden. Leben Sie spontan, d.h. wenn es Ihnen aktuell gut geht, können Sie Aktivitäten starten, sich mit Freunden treffen oder einen Ausflug machen. Der Zustand kann sich morgen aber schon wieder ändern. Nutzen Sie also die Zeit und entscheiden Sie spontan.

Dies sollten sie ihren Bekannten, Freunden und der Familie auch erklären. Die Umstellung fällt Personen, welche zuvor nach Terminkalender agiert haben besonders schwer. Planungen über mehrere Wochen sind kaum möglich, denn niemand weiß, wie Sie sich zu dem Zeitpunkt fühlen.

Kein Arzt kann ihnen sagen, ob Sie in zwei Wochen in der Lage sein werden, einen Stadtbummel mit ihren Bekannten zu machen, oder mit ihrem Partner an den Baggersee zu fahren. All dies kann nur spontan geschehen. Daran muss man sich als gut organisierter Mensch, der durch die Krankheit aus dem Arbeitsleben gerissen wurde, erst einmal gewöhnen. Zu keiner Zeit war oder ist dies einfach. Niemand gibt gern die Planungshoheit über das eigene Leben ab. Als Krebspatient hat man, je nach Therapie, keine andere Wahl.

Das Chemo-Hirn

Sie werden nach einigen Chemotherapie-Zyklen unweigerlich feststellen, dass ihre Hirn–Leistung beeinträchtigt ist. Vergesslichkeit, Wortfindungsstörungen und Einschränkungen der Merkfähigkeit stellen sich ein. Ihre Gedanken lassen sich schwerer sortieren und sie brauchen länger, um sich erinnern zu können. Manche Betroffene vergessen sogar ihre Therapietermine. Die Onkologen rufen diese dann an und machen freundlich darauf aufmerksam, dass eigentlich zum aktuellen Zeitpunkt Therapie angesagt war.

Die Konzentration fällt zunehmend schwer. Das ist bei vielen Patienten der Fall und lässt mit der Zeit nach der Therapie wieder nach. Versuchen Sie nicht, während der Therapie anspruchsvolle Tätigkeiten auszuüben oder Aufgaben zu lösen. Vielmehr hilft es, die eigenen Erwartungshaltungen zu senken und sich mit dem momentanen Zustand anzufreunden. Sicher klingt der letzte Satz nicht allzu ambitioniert, doch es nützt nichts, sich zu ärgern und zu grübeln. Die Therapie ist hart und verursacht Nebenwirkungen, die aber wieder verschwinden. Das sogenannte Chemo-Hirn ist üblich bei intensiven Therapien mit Zytostatika. Diese Einschränkungen verschwinden nach Ablauf der Therapie wieder.

Jeglicher Versuch, anspruchsvolle Tätigkeiten sorgsam zu erledigen, scheitert bald. Legen Sie solche Aufgaben in die Zeit nach der Chemotherapie (1-2 Wochen danach). Dann klappt es wieder und Sie regen sich nicht auf. Vor allem bei hochdosierten Therapien haben sie keine Chance dem Chemo-Hirn zu entgehen. Es ist einfach Teil der Therapie - Nebenwirkungen.

Nehmen Sie zu Arztgesprächen jemand mit, der geistig auf der Höhe ist. Oft prallen auf den Patienten einige Informationen ein, die er nicht vollständig verarbeiten kann. Auch werden in kurzer Zeit viele Termine geregelt, Rezepte geschrieben und die Anwendung der Medikamente erklärt. Dies überfordert die meisten Patienten. Ihre Begleitung kann dabei hilfreich zur Seite stehen.

Die Strahlentherapie – immer noch fester Bestandteil der traditionellen Behandlung

Bei der perkutanen Bestrahlung werden harte Röntgenstrahlen (Photonenstrahlen) durch die Haut geleitet, um den Tumor zu zerstören. Die Behandlung erfolgt in der Regel über mehrere Wochen mit regelmäßigen Bestrahlungsterminen an Werktagen. Anhand der CT - Bilder werden die Daten über den Tumor an den Planungsrechner übermittelt. Dieser errechnet zuerst eine Simulation zur Behandlung mit Strahlungsbereichen und Feldern.
Dazu werden Strahlungsfelder auf der Haut markiert, die über die gesamte Dauer der Behandlung dort verbleiben. Je nach Lage des Tumors wird eine Fixierung nötig, um unwillkürliche Bewegungen zu vermeiden. Erst wenn alles stimmt, erfolgt die eigentliche Bestrahlung, welche nur wenige Sekunden oder Minuten dauert.

Trotz inzwischen ausgereifter Technik und zielgerichteter Behandlung entstehen durch die Bestrahlung auch Schäden an gesundem Gewebe. Diese können durchaus anhaltend sein, denn zerstörtes Gewebe regeneriert sich nicht selbst. Noch Jahre später können Betroffene mit verstrahltem bzw. geschädigtem Gewebe massive Probleme haben. Die Dauer des Einstellens und Justierens bei der Bestrahlung kann nervend lang sein. Leider ist das nötig, denn je genauer bestrahlt wird, desto erfolgreicher und schonender verläuft die Therapie.

Bei Bestrahlungen des Halses oder des Gesichts werden dem Patienten Masken aufgesetzt und fixiert, damit keine Bewegung möglich ist. Wer klaustrophobisch veranlagt ist, steht in dieser Zeit unbeschreibliche Ängste aus. Die Maßnahmen sind aber notwendig, denn die Bestrahlung soll ja genau den zuvor definierten Punkt treffen. Ängstliche Menschen lassen sich beruhigende Mittel geben, damit sie die Behandlung durchstehen können.

Die Erfolgsquote, zusammen mit anderen Verfahren wie der Chemotherapie, liegt etwa bei 50%. Vor allem bei Brustkrebs lässt sich die Rückfallrate durch Bestrahlungen über vier oder sechs Wochen um bis zu 80% senken.

Bei der intensitätsmodulierten Strahlentherapie entstehen weniger Nebenwirkungen. Unter Umständen wird auch schon während der Operation bestrahlt. Dann spricht man von einer intraoperativen Bestrahlung. Die Rückfallquote wird dadurch noch einmal spürbar gesenkt.

Nebenwirkungen der Bestrahlung

Wie auch bei der Chemotherapie werden bösartige Zellen und Tumore zerstört bzw. bekämpft. Das bestrahlte Gewebe wird nachhaltig beeinträchtigt. Auch neben den erkrankten Bereichen sind Schädigungen möglich.

Man fühlt sich müde, matt und kaputt. Teilweise gerötete oder verbrannte Haut nach mehreren Behandlungen ist üblich. Die Schleimhaut leidet im bestrahlten Feld auch.

Die Haut in den Feldern altert schneller, wirkt dünn und faltig. Tragen sie keine enge Kleidung. Waschen sie die Haut nur mit sanften Pflegemitteln und cremen Sie sie mit harnstoffhaltigen Cremes ein. Lange Bäder, Duschen oder Saunagänge sind während der Therapie nicht zu empfehlen. Äußerte Vorsicht ist mit Deos, parfümierten Hautpflegemitteln angebracht. Die bestrahlte Haut bleibt weiterhin sehr empfindlich. Nutzen sie auch nach der Therapie leicht verträgliche Cremes und Sonnenschutz.

Die Haare wachsen nach einer Bestrahlung üblicherweise nach. Falls die Haarwurzel beschädigt wurde, dauert es länger, oder die Haare wachsen an der betreffenden Stelle nicht mehr nach. Zahnprobleme und Erkrankungen des Zahnfleisches sollte man vor der Therapie behandeln lassen. Gründliche Mundpflege ist während der Therapie und danach absolut notwendig. Nutzen Sie sehr weiche Zahnbürsten, milde Zahnpasten und sanfte Mundwasser. Bürsten Sie langsam, weich und vor allem nicht mit Gewalt.

Ganzkörperbestrahlungen führen zu verminderter Blutbildung und ähnlichen Auswirkungen wie bei der systemischen Chemotherapie (Übelkeit, Müdigkeit, kraftlos, kein Hunger, chronische Erschöpfung etc..).

Weitere Therapien

Die Hormontherapie

Vor allem bei Brustkrebs, der zu 70-80% durch Hormone begünstigt wird, erfolgt diese Therapieform. Es werden dabei durch Aromatasehemmer Botenstoffe, die für das Wachstum des Tumors verantwortlich sind, gehemmt. Bei fortgeschrittenen Krebserkrankungen wirkt die Hormontherapie oft besser als eine Chemotherapie. Es treten dabei viel weniger Nebenwirkungen auf.

Angionese Hemmer

Tumore benötigen eine eigene Blutversorgung. Dabei werden Wachstumsfaktoren produziert. Angionese Hemmer blockieren diese Wachstumsfaktoren, sodass der Tumor nicht mehr weiterwachsen kann. Er schrumpft bei dieser Therapie und verschwindet oft.

Die Melatonin - Therapie

Das Hormon Melatonin unterstützt das Immunsystem und bekämpft freie Radikale. Da die Produktion von Melatonin im Alter abnimmt, kann Krebs dann leichter entstehen bzw. sich entwickeln.
Täglich sollten10-40 Milligramm eingenommen werden. Das schützt Patienten mit vielen Krebsarten. Das Sterblichkeitsrisiko sinkt laut Wissenschaftlern um bis zu 34%. Die Überlebensrate bei Brustkrebs wird auch erhöht.

Grüner Tee ist immer gut

Dieser Tee enthält Polyphenole, die Enzyme in der Krebszelle angreifen und ein Ausbreiten der Erkrankung bekämpfen. Die Bildung und Ausbreitung von Metastasen werden verhindert.
Grüner Tee neutralisiert freie Radikale in hohem Maß. Klinische Untersuchungen zeigen, dass Polyphenole Tumormarker senken und das gesamte Überleben steigern können

Cannabis -Therapie

Cannabiniode helfen bei Übelkeit, Appetitlosigkeit und Schmerzen. Es wurde auch nachgewiesen, dass dieser Stoff das Eindringen von Tumorzellen in das umliegende Gewebe blockieren kann. Cannabiniode können auch das Wachstum von Tumoren mindern. Für eine Cannabis Therapie benötigen sie die Zusammenarbeit mit offenen Onkologen, welche geeignete Medikamente verschreiben und dies gegenüber der Krankenkasse wirksam begründen. Natürlich ist auch die Integration von geeigneter Nahrungsergänzung (z.B. CBD Öl) möglich.

CBD wird völlig legal angeboten, da keinerlei berauschende Wirkung damit verbunden ist. Es fällt nicht unter das Betäubungsmittelgesetz und ist in Form von Tropfen oder Öl erhältlich. CBD kann das Wachstum von Krebszellen negativ beeinflussen. Aktuelle Studien bei Tieren lassen zudem die Vermutung zu, dass CBD bei der Krebstherapie eine wirkungsvolle Ergänzung zu herkömmlichen Behandlungen sein kann. Viele Patienten berichten von positiven Wirkungen bei der der Therapie.

Die Enzym - Therapie

Enzyme (z.B. Bromealin, Trypsin, Papain) eignen sich zur unterstützenden Therapie. Manche Krebszellen tarnen sich mit Eiweißschichten. Dadurch werden sie von der körpereigenen Abwehr nicht oder nicht mehr erkannt. Enzyme verhindern diese Schicht und sorgen dafür, dass die Abwehr solche bösartigen Zellen wiedererkennt. Mit einer Enzym-Behandlung können die Dosen bei einer Chemotherapie und Strahlentherapie vermindert werden, was den Körper der Patienten schont und das allgemeine Befinden steigert.

Eine Erwärmung des Körpers hilft auch

Hyperthermie

Hyperthermie kann Krebspatienten helfen, den allgemeinen Zustand zu verbessern und gezielt Tumoren zu bekämpfen. Um Krebszellen abtöten zu können sind Temperaturen über eine Stunde von mindestens 42,5-43 Grad notwendig.

Zitat von Prof. Dr. Szász: „Die Hyperthymie kann die Konstitution von Krebspatienten in jedem Alter stärken, wenn diese geschwächt und zusätzlich durch Strahlen- oder Chemotherapie belastet sind. Die Hyperthermie zielt dann besonders darauf ab, dass Immunsystem und Wohlbefinden der Erkrankten zu stützen. Sie hat das Ziel, durch diese Form der multimodalen Komplementärmedizin die konventionelle Onkologie zu unterstützen - und Nebenwirkungen abzufedern".

„Viele Patienten, auch in jüngeren Lebensjahren, hoffen auf eine Therapie, die hilft, das Leben zu verlängern oder angenehmer zu machen. Für Patienten, die wenig Aussicht auf Heilung haben, verzichtet die Palliativmedizin weitgehend auf anstrengende Therapien. Sie will vornehmlich die Lebensqualität erhalten und Schmerzen lindern. Die Hyperthermie kann dies unterstützen."

Quelle: Oncotherm GmbH

Das Verfahren kann lokal oder am ganzen Körper angewendet werden. Es ist jedoch auch anstrengend für den Kreislauf. Geschwächte Patienten sollten damit vorsichtig sein.

Fiebertherapie – Temperatur sorgt für Heilung

Hierbei wird ein künstliches Fieber mithilfe von Bakterien ausgelöst. Bis zur Einführung der Zytostatika war diese Therapie die einzige Erfolgsversprechende Behandlung bei Krebserkrankungen. Mit Bakterientoxinen wird die Erhöhung der Temperatur auf 38,5 bis 40,5 Grad ausgelöst. Während des Fieberschubs über 3-4 Stunden mobilisiert der Körper das Immunsystem. Je nach Reaktionsbereitschaft des Körpers fällt der Erfolg der Maßnahme aus. Besonders bei Brustkrebs, Weichteilkrebs, Darm und Nierenkrebs, sowie Gebärmutterhalskrebs und Eierstockkrebs, wurden erfolgreiche Behandlungen beobachtet. Dabei kann es vorübergehend zu Schüttelfrost, Krämpfe und Schmerzen kommen.

Tumor Impfung – vergleichsweise schonend

Zuvor entnommene Krebszellen des Patienten, die im Labor deaktiviert wurden, werden dem Patienten wieder zugeführt. So erkennt das Immunsystem die feindlichen Zellen und bekämpft diese. Die Wirkung ist dann am besten, wenn der Tumor komplett entfernt werden konnte und noch keine Metastasen vorliegen. Auch sollte das Immunsystem noch nicht durch Chemotherapien belastet worden sein.

Die Sauerstoff Therapie – stets ratsam und wirksam

Sauerstoff ist gut gegen den Krebs, denn je mehr Sauerstoff sich im Körper befindet, desto weniger Chancen haben Krebszellen bei der Entstehung und Vermehrung.

Viele Patienten berichten über gute Erfahrungen mit begleitenden Sauerstofftherapien. In schlecht durchbluteten, sauerstoffarmen Geweben finden Krebszellen dagegen gute Bedingungen vor. Krebszellen können im Gegensatz zu gesunden Zellen sogar für eine gewisse Zeit komplett ohne Sauerstoff auskommen.
Vor allem bei der Strahlentherapie sollte Sauerstoff vorhanden sein, denn die Strahlen verwandeln den Sauerstoff in giftige Substanzen, welche Krebszellen zerstören. Je weniger Sauerstoff also in den Krebszellen zu finden ist, desto wirkungsloser ist die Therapie. Auch bei der Chemotherapie fördert Sauerstoff den Erfolg der Behandlung.

Die begleitende Behandlung wird zur Stärkung des Immunsystems und zur Verminderung von Nebenwirkungen starker Therapien eingesetzt. Die Sauerstoff-Mehrschritt-Therapie ermöglicht die Versorgung des ganzen Körpers mit Sauerstoff. Sie sollte jeweils vor einer Strahlentherapie oder Chemotherapie erfolgen. Hier wird das Gas über eine Atemmaske zugeführt. Zusätzlich nimmt der Patient Vitamine und Mineralstoffe zu sich, um die Aufnahme des Sauerstoffs noch zu steigern. Man liegt während der Behandlung auf dem Bett oder einer Liege und atmet etwa für zwei Stunden ein angereichertes Gemisch ein. Ein Behandlungszyklus dauert etwa drei Wochen und sollte nach 6 Monaten wiederholt werden.

Patienten können auch mithilfe eines Sauerstoffkonzentrators in den eigenen vier Wänden Inhalationen durchführen. Besonders während den anstrengenden Therapien ist diese vergleichsweise unkomplizierte Behandlung zu empfehlen. Beginnen sie mit 4 Liter O2 pro Minute für eine Stunde. Auf keinen Fall dürfen sie eine Sauerstoff Flasche verwenden.

Auch bei vorliegenden Herzerkrankungen, Lungenproblemen oder Infekten darf diese Maßnahme nicht erfolgen. Der nötige Konzentrator kann im Sanitäts-Fachhandel ausgeliehen oder erworben werden. Auch bei der Nachbehandlung sollte die Inhalation mit Sauerstoff eine große Rolle spielen. Der Körper braucht dieses Gas dringend, um wieder leistungsfähiger zu werden und Therapiefolge zu ermöglichen. Sobald das Gewebe mit Sauerstoff versorgt wird, haben es auch zukünftige Krebszellen schwer, sich zu entwickeln bzw. zu teilen.

Heilpilze können Therapien gut unterstützen

Vor allem in asiatischen Ländern ist die Anwendung von Heilpilzen seit langer Zeit üblich. Für jede Krankheit gibt es dort Mischungen, welche dann in Form von Tees oder Pulver verabreicht werden. Manche Pilze gehören bereits zur Standardtherapie bei Krebsleiden.

Shiitake

Shiitake gehört in Japan zu den verbreiteten Pilzen zur Anwendung bei Krebs (besonders Magen und Darmkrebs). Der Pilz wirkt immunstimulierend und erhöht die Widerstandskraft gegen Infekte. Die Therapie mit Shiitake ist in Japan zugelassen und sozusagen schon Standard bei der Krebstherapie.

Reishi

Reishi wirkt bei hormonabhängigen Krebsleiden wie etwa Brustkrebs und Prostatakrebs. Hormonrezeptoren werden reguliert. Die Leber profitiert vom Einsatz

Polyporus

Bei Metastasenbildung kommt dieser Pilz zum Einsatz. Falls Lymphknoten entfernt wurden, können Stauungen aufgelöst werden.

Maitake

Maitake wirkt stärkend auf die die Knochensubstanz. Das Immunsystem profitiert von diesem Pilz sehr stark. Nur bei nicht hormoneller Therapie anwenden!

Royal Sun Agaricus

Starke Wirkung auf die Versorgung des Tumors. Die Zufuhr von Nährstoffen für den Tumor wird massiv beeinträchtigt. Zusätzlich wird die Blutbildung gefördert und das Knochenmarkt bei der Regenerierung unterstützt.

Coriolus

Dieser Pilz verstärkt das Immunsystem und wird hauptsächlich bei hormonabhängigen Krebsarten eingesetzt.

Hericium

Besonders wirksam bei Magen und Darmkrebs zur Stärkung der Schleimhaut.

Cordyceps

Der Pilz wirkt stimulierend auf Hormone. Er eignet sich vor allem zum Einsatz gegen die berüchtigte Fatigue (chronische Erschöpfung).

Hilfe aus dem Orient:

Mit Weihrauch gegen die Krankheit

Hochdosierte Weihrauchkapseln haben einige Patienten schon probiert. Sie führten zu einer Einstellung des Tumorwachstums bzw. teilweise Rückbildung. Ärzte meinen, es wäre absoluter Zufall. Dies kann sein, muss aber nicht sein, aber wenn es wirklich hilft und keine anderen Nebenwirkungen verursacht, sollte man es ausprobieren. Eine Garantie auf Erfolg kann natürlich niemand aussprechen. Unbestritten ist die positive Wirkung von Weihrauch bei Entzündungen und bei chronischen Darmerkrankungen.

Mittlerweile gibt es einige Studien zur Wirksamkeit des Weihrauchs. Der wirksame Inhaltsstoff ist die Bosweliasäure, welche das Wachstum von Krebszellen hemmen und die Selbstzerstörung der Zellen einleiten soll. Zusammen mit Curcumin gelang die Bekämpfung von Darmkrebs zumindest im Labor. Weihrauch kann also eine sinnvolle Ergänzung bei der Krebstherapie sein. Nahrungsergänzung mit Weihrauch ist im Handel verfügbar.

Die insulinpotenzierte Therapie

Hierbei wird zusätzlich zur konventionellen Chemotherapie Insulin angewendet. Durch die Gabe von Insulin soll eine Reduktion der Zytostatikadosis um bis 75% möglich sein, sodass Nebenwirkungen minimiert werden können. Für die klinische Wirksamkeit gibt es kaum Studien. Das Ansprechen wurde zwar dokumentiert, aber bezüglich des Langzeitüberlebens gibt es keine Daten.

Wichtig: Gärungsenzym bestimmen lassen

Bestimmte Krebszellen können Zucker ohne Sauerstoff verarbeiten (vergären). Diese Zellen sind mit herkömmlichen Therapien (Chemotherapie, Bestrahlungen) schwer zu bekämpfen. Es treten vermehrt Resistenzen auf. Die Vergärung führt zu Bildung von Laktat, das zur Übersäuerung beiträgt. Diese Übersäuerung ist sozusagen die Mauer um die Krebszellen, welche diese vor Angreifern (Strahlen, Zytostatika) schützt. Laktat baut die Leber in Glucose um, die den Krebs wieder nährt. Dieser Kreislauf muss unterbrochen werden. Sollten TKTL – 1 Zellen im Blut gefunden werden, ist eine sofortige Entsäuerung ratsam. Sprechen sie geeignete Maßnahmen mit ihren Ärzten ab.

Hier kommen wir zu möglichen Auslösern der Krankheit. Noch sind die Ursachen der Entstehung umstritten, aber immer wieder wird bei Patienten ein Mangel an Energie in den Zellen vermutet.

„Keine Krankheitsursache ist bekannter als die Krebsursache!"

Das sagte bereits 1966 der Nobelpreisträger Otto Warburg. Er meinte damit vor allem den Mangel bei der Energiegewinnung der Zellen in den Mitochondrien.
Die Annahme lautet, dass Krebs stets eine Erkrankung des gesamten Körpers ist, weniger ein lokales Geschehen. Die Mitochondrien sind praktisch Kraftwerke der Zellen, in denen Sauerstoff verbrannt wird und diese Energie in Form von chemischen Verbindungen (ATP) gespeichert wird. ATP muss immer wieder neu gebildet werden. Bei der Verbrennung von Sauerstoff gibt es freie Radikale, welche die Zellen schädigen können. Durch Vitalstoffe werden diese freien Radikale neutralisiert. Die Entgiftung der Zellen wird durch die industrielle Lebensweise (Bewegungsmangel, falsche Ernährung, Strahlenbelastungen, Genussgifte) und Schadstoffe erschwert. Es entstehen dabei viele freie Radikale.

Außerdem folgt ein Mangel an Antoxidantien und Glutathion, der wichtigen Aminosäurenverbindung zur Entgiftung der Zellen. Glutathion ist bei der Entgiftung von zentraler Bedeutung, wird aber verbraucht. Auch durch die Verstoffwechslung von vielen Kohlenhydraten in ungünstiger Form (Zucker, Weißmehl, Nudeln) wird unheimlich viel Energie verbraucht, die dann an anderer Stelle fehlt. Sobald eine Zelle mit diesen Anforderungen überlastet ist, schaltet diese auf Gärung um, also anaerober Stoffwechsel. Dabei entsteht viel Laktat (Milchsäure) mit der Folge, dass der Körper übersäuert. Es wird kaum mehr Sauerstoff verbrannt.

Bleibt die Gärung dauerhaft aktiv, kann die Milchsäure nicht mehr verstoffwechselt werden. Es folgt ein Umbau zu Glucose in der Leber. Der Zuckerspiegel im Blut steigt dann auch ohne den Konsum von Kohlenhydraten. Mit der Übersäuerung und dem Absinken des PH Werts entgleisen dann auch weitere Prozesse im Körper.

Ein Mangel an Glutathion sorgt für ein Sinken der wichtigen ATP-Produktion und der Sauerstoff wird nicht mehr für die Energiebereitstellung verbrannt. Dies kann bereits eine Vorstufe des Krebses sein, denn die Zellen können sich dann unkontrolliert teilen und verbleiben in diesem Modus.

In Tierversuchen konnte Krebs durch die Gabe von Glutathion und schwefelhaltigen Aminosäuren erfolgreich bekämpft werden. Spielen Mutationen wirklich die tragende Rolle bei der Entstehung von Krebs? Ist alles nur Zufall? Sicher gibt es Mutationen, aber der Energiestoffwechsel wird heute leider oft sträflich vernachlässigt. Die meisten Menschen machen sich darüber keine Gedanken, ernähren sich über lange Zeiträume vergleichsweise ungesund und kommen dann irgendwann an einen Punkt, an dem der Körper schlichtweg überfordert ist und sozusagen auf Notstrom umschaltet. Genau dies sollte aber nicht geschehen. Dann können die Weichen in Richtung einer zukünftigen Krebserkrankung gestellt werden.

Vorbeugen: Was können sie tun, um es dem Krebs möglichst schwer zu machen?

Ketogene Ernährung, möglichst wenig Kohlenhydrate. Möglichst naturnahe Lebensmittel konsumieren. Frische Pflanzen aus biologischen Anbau in Form von Rohkost zu sich nehmen.

Regelmäßige Bewegung stärkt die Durchblutung und regt den Kreislauf an. Damit kommt Sauerstoff in den Körper.

Meiden Sie Genussgiften aller Art. Keinen Alkohol, kein Tabak, keine Drogen.

Regelmäßige, seelische und psychische Entspannung zur Reduktion des Stressniveaus

CAR-T - Zellentherapie bei schweren Krebserkrankungen

Vor allem bei Leukämie und Lymphomen kommt vereinzelt eine neue Therapie zum Einsatz, falls alle herkömmlichen Therapien versagen: Die „CAR-T-Zellentherapie“. Es handelt sich um eine kombinierte Immun- Zell und Gentherapie. Dabei werden aus Zellen des Patienten durch gentechnische Veränderungen T-Zellen mit Potenzial zur Vernichtung von Krebszellen.
Aufgrund von molekularen Veränderungen sorgen Krebszellen dafür, dass normale T - Zellen des Körpers diese nicht mehr erkennen. Mit dieser Therapie wird aber dafür gesorgt, dass veränderte T – Zellen (CAR-T-Zellen) die Krebszellen wieder angreifen und zerstören können.

Zuerst werden mithilfe der Leukapherese spezielle weiße Blutkörperchen ausgefiltert und an den Hersteller gesendet, wo dann die CART-T-Zellen produziert werden.

In die Zellen wird ein nicht aktives Virus platziert, das die Zelle zur Produktion von Eiweiß anregt, das auf der Oberfläche der Zelle zu finden ist. Jetzt handelt es sich um CAR-T-Zellen, die Krebszellen wiedererkennen und vernichten können.

In einem weiteren Schritt werden diese CAR-T-Zellen vermehrt und deren Qualität geprüft. Dann erfolgt der Versand an das Zentrum, wo der Patient behandelt werden soll.

Um der Therapie bessere Erfolgschancen zu geben, werden T-Zellen des Patienten mithilfe einer Chemotherapie zuvor zerstört.

Dann erfolgt die Rückgabe der CAR-T-Zellen per Infusion. Diese heften sich an Krebszellen und vernichten sie. Die Zellen vermehren sich selbständig, sodass der Körper bösartige Zellen bekämpfen kann.

Leider sind die Nebenwirkungen (u.a. hohes Fieber, Übelkeit, Herzrasen, Atemnot, Abfall des Blutdrucks, Kreislauf Probleme, Lähmungen, Kopfschmerzen) noch enorm, aber durch begleitende Medikamente versucht man, diese in vertretbaren Grenzen zu halten. Nur speziell zugelassene Krebszentren mit besonderen Erfahrungen in der Intensivmedizin dürfen diese Therapie anbieten. Noch befindet sich diese Therapieform in den Anfängen, weshalb relativ wenige Erfahrungen zur Verträglichkeit vorliegen.

In den USA wurde sie zur Behandlung junger Erwachsener und Kinder mit schweren Leukämien zugelassen. Derzeit werden Patienten an der Uniklinik Heidelberg mit dieser schwierigen Therapie behandelt.

Auf jeden Fall:

Die besten Therapiemöglichkeiten nutzen

In letzter Zeit wurden einige Innovationen bei der Therapie ermöglicht, die nun Patienten zur Verfügung stehen. Es kann jedoch sein, dass ihr Onkologe noch an bewährten Therapiemodellen festhält. Sprechen Sie mit ihm bezüglich der neuen Methoden und besuchen Sie ein onkologisches Spitzenzentrum in ihrer Nähe. Dort verfügen die Ärzte über die neusten Erfahrungen aus der Forschung, können ihnen z.B. im Rahmen aktueller Studien spezielle Therapieformen empfehlen. Sehr beachtenswerte Fortschritte wurden beim Einsatz von Antikörpern gemacht, welche nun oft Teil einer Therapie sind, oder auch allein eingesetzt werden.

Onkologische Spitzenzentren sind derzeit:

Die Universitätskliniken in:

Berlin, Dresden, Düsseldorf, Essen, Frankfurt/Main, Freiburg, Hamburg, Heidelberg, Köln/Bonn, Mainz, München, Tübingen-Stuttgart, Ulm und Würzburg.

Teilnahme an Therapie-Studien

Neue Therapien sind so zugänglich

Krebspatienten können an neuen Studien zur Verbesserung der Therapie teilnehmen. Falls diese angeboten werden, sollten Sie ganz genau die Bedingungen der Studie lesen. Oft werden dann neue Medikamente oder Kombinationen von Medikamenten eingesetzt.

Vorteil:

Sie kommen in den Genuss der neusten innovativen Therapie. Mit ihrem Fall beschäftigen sich sehr erfahrene Ärzte. Sie werden detailliert über Ablauf, Ziele und Risiken aufgeklärt.

Nachteil:

Es gibt keine Garantie, dass die Therapie besser wirkt, als Standardtherapieformen. Mit neuen, zum Teil völlig unerwarteten Nebenwirkungen, müssen Sie auch rechnen.

Bei seltenen Krebsarten ist die Teilnahme an Studien durchaus anzuraten, denn die Wirksamkeit der Therapien wird ständig verbessert. Vor allem bei der Antikörperforschung und zellbasierten bzw. veränderten Bekämpfung entarteter Zellen machen die Forscher stetige Fortschritte.

Wie kann ich an Studien teilnehmen?

Sprechen Sie mit ihren behandelnden Ärzten und zeigen Sie Ihre Bereitschaft der Teilnahme. Der Kontakt zu führenden onkologischen Zentren schadet hierbei nicht. Nehmen sie längere Anfahrtswege in Kauf. Es kann sich lohnen und über Erfolg oder Misserfolg der Therapie entscheiden. Entsprechende Kontakte finden Sie am Ende des Buches.

Die Aussagekraft von Studien

Betroffene lesen oft Studienergebnisse aus der Vergangenheit bezüglich ihrer Krankheit. Dabei wird auch die Sterblichkeit ermittelt. Die Aussagekraft solcher Studien ist aber beschränkt, weil diverse Faktoren eine Rolle spielen. Das Alter der Studienteilnehmer ist sehr wichtig. Wenn sie z.B. im Alter von 50 Jahren erkrankt sind, nützt ihnen die Studie mit überwiegend Teilnehmern von über 70 Jahren wenig. Diese Teilnehmer versterben auch an anderen Ursachen, werden dann in der Studie aber trotzdem gewertet. Der Ernährung, Umgebung, Motivation und der körperliche Zustand sowie regelmäßige Bewegung sind wichtig, fließen aber kaum in Studien ein.

Beziehen sie also Studienergebnisse nicht auf den Verlauf der eigenen Krankheit. Jeder Patient ist anders und hat individuelle Eigenheiten, Chancen und Risiken bezüglich des weiteren Überlebens. Pauschale Betrachtungen nützen hier nichts und verursachen nur vermeidbare Ängste. Lassen sie sich von solchen Ergebnissen nicht beeinflussen oder gar demotivieren.

Nehmen Sie Vorsorgetermine wahr

Folgende Leistungen werden von gesetzlichen Krankenkassen bezahlt:

Frauen ab 20 Jahre

Jährliche Untersuchung der Geschlechtsorgane inklusive Abstrich vom Muttermund und Tastuntersuchung.

Frauen ab 30 Jahre

Jährlich Untersuchungen der Brust mit abtasten und Anleitung zu Selbstuntersuchung.

Frauen ab 35 Jahre

Hautkrebs Screening. Komplette Untersuchung der Haut alle zwei Jahre.

Frauen ab 50 Jahre

Mammmographie Screening (Brustkrebs) mit Röntgen.

Männer ab 45 Jahren

Jährliche Untersuchung der Geschlechtsorgane, Prostata.

Männer ab 50 Jahre

Jährliche Untersuchung zur Darmkrebsfrüherkennung.

Männer ab 55 Jahre

Jährliche Untersuchung zur Darmkrebsfrüherkennung mit Stuhluntersuchung oder Darmspiegelung.

Nehmen sie die angebotenen Untersuchungen wahr. Je früher eine Krankheit entdeckt wird, je besser sind die Heilungs– und Behandlungschancen.

Wichtig:

Nutzen Sie verfügbare Hilfsmittel

Wie komme ich zur Therapie? Bei Krebserkrankungen verschreiben Onkologen Taxischeine. Diese lassen Sie sich bei ihrer Krankenkasse mit Stempel bestätigen und können dann zur Therapie, Blutkontrollen und Behandlungen, welche mit der Krankheit zusammenhängen, mit dem Taxi fahren. Dabei ist es egal, ob der Weg ins Krankenhaus oder zu einem ambulanten Therapiezentrum führt.

Suchen Sie sich ein bewährtes sowie verlässliches Unternehmen, das Sie über die Dauer der Therapie fahren kann.
Zuzahlungen leisten Sie nur bei der ersten und letzten Fahrt. Falls Sie befreit sind, fallen keine Zuzahlungen an. Das Taxiunternehmen rechnet direkt mit den Krankenkassen ab.

Nutzen Sie diese Möglichkeit, die Sie unabhängig macht und stressfreies Fahren garantiert. Sie haben mit dem Transport nichts zu tun, genießen die Fahrten in modernen Autos mit Komfort. Um Witterungsbedingungen und Verkehr müssen sie sich nicht sorgen.

Natürlich können Sie sich auch von einer Begleitperson mit dem privaten PKW fahren lassen. Den Antrag auf Kostenerstattung stellen Sie bei ihrer Krankenkasse, dann erhalten Sie etwa 0,22 Euro pro Kilometer. Selbstverständlich müssen die Anträge von der behandelnden Stelle (Krankenhaus, onkologische Praxis) mit einem passenden Stempel bestätigt werden. Im Idealfall füllen Sie den mehrfach kopierten Antrag schon vorab aus und lassen diesen nur noch abstempeln. Die Schwestern werden es Ihnen danken, da diese sowieso stark unter Zeitdruck arbeiten müssen. Dann benötigen Sie nur noch den passenden Stempel und Sie können die Anträge bei ihrer Krankenkasse einreichen.

Nutzen Sie dabei die Möglichkeit der digitalen Übertragung. Die meisten Krankenkassen ermöglichen ein Online – Kundenkonto mit Registrierung auf der jeweiligen Webseite. Scannen Sie die Dokumente einfach ein und senden Sie diese z.B. als PDF -, oder Jpeg- Datei. Auf diese Weise landen Ihre Anträge bzw. Dokumente schnell beim passenden Sachbearbeiter, der diese dann umgehend bearbeiten kann. Der Postweg dauert oft zu lang.

Je schneller die Dokumente bei der richtigen Stelle ankommen, desto schneller haben Sie ihr Geld auf dem Konto.

Leider: Krebs ist teuer – Zusätzliche Belastungen kommen auf Patienten zu

Nicht selten entstehen Zuzahlungen von über 100 Euro pro Therapiezyklus für gesetzlich Versicherte. Es lohnt sich daher zu prüfen, ob man sich von der Krankenkasse von Zuzahlungen befreien lassen kann. Falls Sie eher wenig verdienen, kommen Sie schnell über die Zuzahlungsgrenze. Alles darüber zahlt dann die Krankenkasse. Hinterlegen Sie Kopien ihres Befreiungsausweises bei ihren Ärzten, in der Apotheke und im Krankenhaus. Dann erhalten Sie auch keine Rechnungen über Zuzahlungen.

Zusätzliche Hygienemaßnahmen kosten auch Geld. Rechnen Sie mit regelmäßigen Mehrausgaben. Ein nicht zu vernachlässigender Posten sind zudem die Parkgebühren. Wer nicht immer ein Taxi nutzen möchten (z.B. aufgrund von Ansteckungsmöglichkeiten durch den Fahrer), zahlt in der Nähe medizinischer Zentren hohe Parkgebühren. Die regelmäßige Nutzung solcher Parkmöglichkeiten macht sich bei den Ausgaben bemerkbar. Viele Patienten müssen sich über Jahre behandeln lassen, zu Untersuchungen anreisen oder die obligatorischen Blutchecks absolvieren. Da kommen im Jahr schon mal bis zu 500 Euro zusammen.

Falls sie durch die Krankheit in finanzielle Not geraten, gibt es den Härtefonds der Krebshilfe. Anträge auf Hilfe sollten mit entsprechenden Nachweisen (Verdienstnachweis, Steuerbescheid etc.) gestellt werden.
Manche Krankenkassen machen Probleme bei fortschrittlichen Therapien und Hilfsmitteln. Akzeptieren sie keinerlei Ablehnung, sondern legen sie Widerspruch ein und lassen sie ihre Onkologen Empfehlungen bzw. Verordnungen schreiben.

Zahnersatz aufgrund der harten Therapie

Bei Chemotherapien und Strahlentherapien können die Zähne und der Zahnhalteapparat Schaden nehmen. So kann es sein, dass Betroffene selbst Jahre später Zahnersatz benötigen.

Sprechen Sie mit Ihren behandelnden Onkologen, die einen Zusammenhang zwischen der Therapie und den nötigen Zahnbehandlungen herstellen können. Die Ärzte müssen gegenüber den Krankenkassen darlegen, dass die Zahnschäden eine unmittelbare Folge der Krebstherapie sind. Der Zahnarzt schreibt noch ein ähnliches Statement plus Heil– und Kostenplan, welches der jeweiligen Krankenkasse zur Verfügung gestellt wird. Dadurch erhalten Patienten ihren Zahnersatz komplett von der gesetzlichen Krankenkasse ohne Zuzahlungen finanziert. Nutzen Sie diese Möglichkeit auf jeden Fall und sparen Sie enorme Kosten, welche sonst im Rahmen einer Zahnbehandlung in Form von Zuzahlungen entstehen würden.

Bei privaten Kassen hängt die Erstattung von den Vertragsbedingungen ab. Es kommt also zu einer Kostenübernahme von 100%, ohne Eigenanteil, wenn die Schäden als Folge der Chemotherapie oder Strahlentherapie entstanden sind.

Auch hier sollten Sie sich nicht durch erste telefonische oder schriftliche Ablehnungen durch unkundige Mitarbeiter abschrecken lassen. Bestehen Sie auf ihrem Recht. Warten Sie mit der Behandlung, bis die Kostendeckung vorliegt.

Gute Ratschläge – weniger ist oft mehr

Sobald die eigene Erkrankung bekannt ist, wird man oft mit zahlreichen guten Ratschlägen aus der Umgebung eingedeckt. Natürlich sind diese gut gemeint, führen aber auch zur Verwirrung des Patienten, der ohnehin schon durch die Diagnose und möglichen Therapieplan gestresst ist. Konzentrieren Sie sich daher in Absprache mit ihren Ärzten auf mögliche zusätzliche Behandlungsmethoden, welche die Therapie spürbar erleichtern und die Verträglichkeit der notwendigen Mittel steigern. Information ist an sich gut, kann aber auch belasten. Vor allem bei der Recherche im Internet stoßen Patienten oft auf unterschiedliche Methoden und Ansätze. Die Bewertung sollte ein fachkundiger Onkologe und ein Naturmediziner vornehmen.

Lassen Sie sich nicht durch veröffentlichte Überlebensstatistiken beeinflussen. Diese wurden meistens in der Vergangenheit formuliert, als z.B. ausgereifte Antikörpertherapien noch nicht verfügbar waren. Weiterhin spielt es eine große Rolle, welche Patientengruppe beobachtet wurden. So kommen bestimmte bösartige Formen einer Krebserkrankung etwa vor allem bei älteren Patienten vor, die dann den größten Teil einer Studie ausmachen. Es kann aber durchaus sein, dass eben diese Patienten an anderen Krankheiten versterben, die nichts mit dem Krebs zu tun haben. Das ist oft der Fall. Trotzdem findet dann ihr Tod Einzug in diese Statistik.

Im Allgemeinen lassen sich also kaum Aussagen über das mögliche Überleben oder die Dauer des zukünftigen Lebens eines erkrankten Individuums machen. Zu unterschiedlich sind die persönlichen Voraussetzungen und Eigenschaften der Patienten.

Folgende Sprüche können Erkrankte nicht oder nicht mehr hören. Es nervt einfach nur.

- „Ist ja schön, dass du wieder alles essen kannst“
- „Könnte ja alles noch viel schlimmer sein“
- „Anderen geht es noch viel schlechter“
- „Man muss die positiven Sachen sehen“
- „Das wird schon wieder“
- „Du siehst heute aber gut aus“
- „Du schaffst das schon“
- „Morgen sieht die Welt wieder anders aus“

Freunde, Verwandte und Kollegen berichten gern über andere Fälle und stehen mit Tipps zur Seite, die mehr oder weniger hilfreich sein können. Vielleicht ist der eine oder andere nützliche

Hinweis darunter, aber in der Regel dürfte nichts Neues dabei sein.
Honorieren sie diese Bemühungen, aber in der Sache sollten Sie bei ihrem eingeschlagenen Kurs bleiben, der sie in Zusammenarbeit mit den behandelnden Onkologen bzw. Naturmediziner zum Ziel bringt: Heilung oder deutliche Lebensverlängerung bei möglichst guter Lebensqualität. Es nützt nichts, sich mit endlosen anderen Tipps und Ratschlägen zu verzetteln.

Apropos Lebensqualität

Teilen Sie den behandelnden Ärzten mit, wenn sich diese deutlich verschlechtert. Therapien können angepasst werden. Vielfach wird munter therapiert, aber der Patient baut ständig ab und wiegt zum Ende der Therapie nur noch 45 Kilo.

Das kann kein Ziel sein.

Betroffene sind dann zwar vielleicht frei von Krebs, aber der kleinste Infekt wird zur tödlichen Gefahr, weil der Körper zur Bekämpfung „normaler" Krankheitserreger eben keine Reserven mehr zur Verfügung stellen kann. Das Gewicht zu halten ist schon ein ambitioniertes Ziel, kann aber erreicht werden, wenn Sie kontinuierlich Nahrung zu sich nehmen. Gewöhnen Sie sich an, öfters zu essen, wenn es auch nur wenig ist. Während und auch nach der Therapie vertragen viele Patienten ohnehin nur kleine Mengen an Nahrung auf einmal.

Vorsicht:

40% der Patienten sterben an Auszehrung. Diese Zahl ist leider nicht nur alarmierend, sondern auch schockierend, denn die meisten Patienten in Remission wurden erfolgreich behandelt, zeigen aber oft kein Hungergefühl mehr. Man muss sich dann also zum Essen zwingen, was natürlich nicht einfach ist.

Trotzdem: auch wenn es vielleicht im Moment nicht richtig schmeckt, sollten sie essen. Das ist enorm wichtig für die Genesung. Probieren Sie Lebensmittel in kleinen Mengen und warten zunächst ab, ob Sie diese vertragen. Der Geschmackssinn liefert Ihnen wertvolle Hilfe, denn was nicht gut schmeckt oder anders als „normal“ schmeckt, tut Ihnen im Moment nicht gut.

Wenn also eine Tomate nicht wie eine Tomate schmeckt, sollten Sie davon Abstand nehmen. Das kann sich schnell wieder ändern. Manche Patienten essen zum Frühstück vergnügt eine Linsensuppe, scheitern aber am belegten Brötchen. Leider sind solche Erscheinungen Teil des Spiels während und nach Therapien. Rechnen Sie mit Wochen bzw. Monaten, bis sich eine konkrete Besserung einstellt.

Die Zellen müssen sich erst komplett regenerieren. Dann funktioniert auch der Geschmackssinn wieder. Ihr Bauchgefühl gibt Ihnen Hinweise auf geeignete Speisen. Schon beim ersten Bissen oder am Geruch erkennen Sie, ob die Mahlzeit verträglich ist. Beim kleinsten Zweifel dürfen Sie nicht essen, sondern müssen sich etwas anderes zubereiten (lassen). Die Vorlieben ändern sich relativ schnell. Ein zuvor schmackhaftes Gericht kann vier Stunden später schon als ungenießbar erscheinen. Unbeteiligte werden sich eventuell wundern, aber für Betroffene ist das völlig normal.
Das klingt natürlich sehr aufwändig, aber es lohnt sich. Unverträgliche Speisen verursachen leider oft Übelkeit, zuweilen auch Erbrechen. Konzentrieren Sie sich also auf aktuell schmackhafte Speisen in kleinen Mengen. Essen sie auf keinen Fall etwas, weil es weg muss, übrig geblieben ist o.ä..

Das Thema „Essen“ beschäftigt Betroffene und Angehörige lange Zeit. Es ist dabei unbedingt nötig, die Geduld nicht verlieren, was nicht einfach ist, denn Rückschläge sind leider Teil des Spiels.

Bemühen sie sich um ein ausgeglichenes Leben

Dazu gehört:

- sich gesund ernähren
- regelmäßige Bewegung
- Entspannung
- Spiritualität finden
- sich kreativ ausdrücken
- sich austauschen, soziale Kontakte pflegen
- sich beraten lassen, den eigenen Willen klären
- möglichst eine erfüllte Beziehung sowie Fürsorge von Verwandten, Bekannten, Freunden
- Ein Grundvertrauen in das Leben

Sport bei Krebs – Bleiben sie aktiv

Sie werden vielleicht als Letztes an Sport denken, wenn die Krebsdiagnose steht. Die Krankheit verbindet man oft mit Siechtum, Schwäche, Schmerzen und allgemeiner Erschöpfung. Das trifft ohne Zweifel auch zu.
Natürlich kommen diese Punkte bei fast jeder malignen (bösartigen) Erkrankung vor, doch Bewegung hilft bei der Bewältigung der Therapie (körperlich sowie psychisch) und hat eine unterstützende Wirkung auf den Heilungsprozess.
Deshalb sollten sich Betroffene nicht nur Gedanken über mögliche Sportarten machen, sondern mit ihren Ärzten erörtern, welche Formen der Bewegung ratsam sind. Ausnahmen gibt es nur bei vorhandener starker Übelkeit, ausgeprägter Schwäche, Fieber (über 38 Grad) und schlechten Blutwerten, die erst verbessert werden müssen. Sonst ist eine angepasste körperliche Belastung je nach Zustand des Patienten möglich und erwünscht.

Bewegungsmangel führt zu einem Abbau an Muskelmasse. Sie werden also kontinuierlich schwächer und weniger leistungsfähig. Dadurch schonen Sie sich noch mehr. Viele Betroffene geraten auch in die soziale Isolation, nehmen sich nichts mehr vor und verkümmern seelisch sowie körperlich.

Welche Effekte hat Sport für Erkrankte?

- Die Fitness wird verbessert
- Das Herz Kreislaufsystem wird trainiert
- Die Durchblutung wird gesteigert
- Beweglichkeit und Koordination wird verbessert
- Muskeln werden aufgebaut, Fett wird abgebaut
- Die Gedächtnisleistung wird verbessert
- Die körpereigene Abwehr wird gestärkt

Dazu kommen die sozialen Effekte:

- Die Motivation wird gesteigert
- Kommunikation wird erleichtert
- Kontakte können leichter erhalten und aufgebaut werden
- Es kommt Freude auf

Ebenso sind Effekte für die Seele zu beobachten:

- Depressive Stimmungen können besser aufgefangen werden
- Ängste sowie Stress werden abgebaut
- Die Lebensqualität verbessert sich
- Ein guter Schlaf wird ermöglicht
- Das Selbstvertrauen wird gestärkt
- Mehr Mut zur Bewältigung der Krankheit kommt auf

Wer mit Sport beginnt, wird schnell feststellen, dass sich die eigene Stimmung aufhellt, der Körper trotz Schmerzen und Therapiefolgen wieder besser funktioniert. Selbst völlig erschöpfte Patienten können sehr leichte Übungen ausführen und damit ihre Leistungsfähigkeit in kleinen Schritten steigern. Auch im Bett können sie z.B. mit den Beinen Übungen machen (Anziehen, Strecken). Natürlich spielt der innere Schweinehund eine Rolle, der immer wieder überwunden werden muss. Aufgeben ist nicht ihre Perspektive, sondern kämpfen. Dazu gehören Schweiß, Anstrengung, Schmerzen und Tränen. Nichts ist bei dieser Krankheit einfach, aber wer immer wieder kämpft, kann am Ende erfolgreich sein und den Krebs besiegen.
Nicht unterschätzt werden sollte auch die Sauerstoffversorgung des Körpers, die bei körperlicher Aktivität natürlich gesteigert wird. Achtung: Sport erfordert Energie, die der Körper auch zur Verfügung stellen kann. Patienten sollten also ausreichend essen (vor allem viel Eiweiß).

Einschränkende Nebenwirkungen

Fatigue – Die chronische Erschöpfung wird immer wieder unterschätzt

Bei chronischen Krankheitsbildern und vor allem nach hochdosierten Chemotherapien kann eine starke Müdigkeit und Erschöpfung auftreten. Diese kann nicht durch die üblichen Erholungsmechanismen oder mehr Schlaf ausgeglichen werden. Man kommt einfach nicht mehr „auf die Füße", fühlt sich ständig schlapp. Es ist kein normales Leben mehr möglich und man ist selbst mit leichten Tätigkeiten des Alltags bereits überfordert.

Die Symptome:

- Müdigkeit
- Lustlosigkeit
- Schwäche
- Verlust der Motivation
- Reduzierte Belastbarkeit
- Schlafstörungen
- Seelische Erschöpfung
- Hoffnungslosigkeit
- Trauer
- Entfremdung von Bekannten, Freunden
- Kein Interesse am Leben mehr

Mögliche Ursachen:

- Mangelernährung bei Krebs
- Therapiefolgen (OP, Chemotherapie, Strahlentherapie)
- Der Tumor
- Schmerzen, Begleiterkrankungen, Organschäden
- Hormonmangel
- Infekte
- Schlafmangel
- Körperlicher Abbau durch mangelndes Training
- Blutarmut, schlechte Blutwerte
- Medikamente gegen Schmerzen

Bei ausgeprägter körperlicher, geistiger und gefühlsmäßiger Erschöpfung deutet dies auf eine Fatigue hin. Bei auftretenden Suizidgedanken kann es sich auch um eine Depression handeln. Absolut Offenheit und Gespräche über die Einschränkungen helfen weiter. Erklären sie Ihre Hindernisse und besprechen Sie mit ihrem Umfeld etwaige Maßnahmen zur Hilfe bzw. Betreuung. Verschweigen nützt hierbei nichts. Nur wenn Ihre Ärzte und Ihre Angehörigen von Ihren Problemen wissen, können diese entsprechend reagieren.

Betroffene sollten sich einen guten Psycho-Onkologen suchen und sich behandeln lassen. Dieser Facharzt kann Strategien gegen die Fatigue vorstellen und mit den Patienten implementieren, sodass man Stress, Überlastung und überzogene Erwartungshaltungen verringern kann. Wie bei der Krebserkrankung gelingt die Akzeptanz der Fatigue nur schwer. Manche Patienten gehen direkt dagegen an, versuchen sich vermehrt zu bewegen und erschöpfen sich noch mehr dabei. Geduld spielt hier eine große Rolle. Man kann nichts erzwingen. Mit der Zeit stellt sich aber oft eine schrittweise Linderung der Beschwerden ein.

Das Mind Body Verfahren können helfen

Dabei geht es um die Selbstwahrnehmung. Achten sie darauf, was ihnen guttut und was zu Belastungen führt. Mind Body Verfahren sind z.B.:

- Yoga
- Meditation
- Autogenes Training
- Tai-Chi
- Qi Gong
- Progressive Muskelentspannung
- Entspannungsverfahren
- Musiktherapie
- Atemübungen
- Achtsamkeitsübungen

Weitere therapeutische Ansätze:

Kortison
Amphetamine
Antidepressiva

Yoga -

Schon ganz leichte Übungen nützen den Patienten. Man erhält ein besseres Körpergefühl, spürt seine Muskeln wieder und kann trotz Einschränkungen aktiv sein. Das motiviert zu weiteren Aktivitäten und stärkt das Selbstbewusstsein. Der Vorteil ist, dass Übungen mit sehr geringer Intensität möglich sind. Je nach körperlichen Eigenschaften lassen sich diese Übungen aber auch steigern bzw. ausbauen. Fachliche Anleitung ist auf jeden Fall von Vorteil.

Mit Ginseng gegen die Erschöpfung

Ginseng wird unter anderem bei chronischen Erschöpfungszuständen eingesetzt. Ginseng regt den Stoffwechsel an und wirkt gegen diese Erschöpfungszustände. Allerdings müssen Sie es über eine längere Zeit einnehmen. Der Körper und dessen Funktionen werden belebt und aktiviert. Man fühlt sich agiler, besser, aktiver und wacher.

Die Wirksamkeit wurde in diversen Studien mit Krebspatienten nachgewiesen. Natürlich sollten Sie nur in Zusammenarbeit mit ihren Ärzten zu solchen Mitteln greifen, denn es können Wechselwirkungen mit anderen Medikamenten entstehen. Dies gilt vor allem für Diabetiker und Menschen mit höherem Blutdruck. Nutzen Sie nur hochwertige Produkte aus geprüften Quellen. Eindeutig sollte der koreanische weiße Ginseng bevorzugt werden, weil dieser die meisten wertvollen Inhaltsstoffe liefert.

Beim Konsum von Ginseng werden dessen Inhaltsstoffe (hauptsächlich Ginsenoside) im Darm aufgenommen. Dann gelangen die Stoffe in die Leber und die Lymphe. Japanische und koreanische Wissenschaftler haben nun festgestellt, dass diese Stoffe Krebszellen bekämpfen. Es stellte sich heraus, dass Krebserkrankungen abnehmen, je länger man Ginseng zu sich nimmt. Natürlich handelt es sich nicht um ein Heilmittel, kann aber durchaus bei der Genesung helfen.

Eine Tagesdosis von 1 bis 2 Gramm wird empfohlen. In Asien sind deutlich höhere Dosen üblich. Kaffee oder Milch sollte während der Einnahme nicht konsumiert werden. Die Zufuhr sollte über einen Zeitraum von drei Monaten erfolgen und danach wieder ausgesetzt werden. Vor allem nach einer langen Therapie leistet Ginseng gute Dienste bei der Bekämpfung der oft folgenden Fatigue.

Wichtig:

Vermeiden sie Unterforderung und Überforderung, was im Alltag keine leichte Aufgabe darstellt. Mit Fatigue sollte der Mensch klare Prioritäten setzen. Planen Sie daher ein paar gute Aktivitäten für den Tag, aber auch Entspannung, d.h. Sie sollten mit ihren Kräften haushalten. Wenn der Akku leer ist, gibt es außer Ruhe keine Alternative. Das ist es einfach so, ob es ihnen passt oder nicht. Die Krankheit raubt ihnen konstant Energie. Bei ihnen ist der Tank bildlich gesprochen nicht voll, sondern vielleicht halb gefüllt. Damit müssen Sie über den Tag auskommen. Totale Schonung wäre falsch, denn der Körper baut dann noch mehr ab. Was nicht gebraucht wird, verkümmert. Das sollten sie nicht riskieren, weil der anschließende Wiederaufbau umso schwerer fällt.

Es gilt also ein gesundes Mittelmaß zwischen Anforderung und Entspannung zu finden. Dabei hilft ein Energietagebuch. Darin notieren sie ihre täglichen Aktivitäten und Ruhezeiten sowie Ihr Befinden. Gestalten Sie Tätigkeiten möglichst kraftschonend. Teilen sie Ihre Kraft gut ein. Aufgaben können vielfach auch delegiert werden. Akzeptieren Sie ihre Grenzen und nehmen Sie Hilfe an. Ziele sollten zunächst erreichbar sein. Zu hohe Zielsetzungen frustrieren bei Misserfolg bzw. bei nicht erreichen derselben. Rückschläge können leider vorkommen und sollten Sie nicht von ihrem Weg abbringen. Und: Schöne Dingen dürfen nicht zu kurz kommen.

Ingwer als probates Mittel gegen Übelkeit

Schon seit über 3000 Jahren wird Ingwer in der chinesischen Medizin verwendet. Die Ingwerknolle enthält einige antientzündliche Wirkstoffe. Zudem hilft sie laut Patientenberichte gegen die immer wieder auftretende Übelkeit bei Chemotherapien. Ingwer beruhigt den Magen, hilft bei Bauchschmerzen und Magenkrämpfen. Allerdings muss man bei der Dosierung gut aufpassen. Experten empfehlen eine daumengroße Menge geschnitten auf 1 Liter kochendes Wasser. Durch regelmäßige Anwendungen wird auch das Immunsystem gestärkt. Schneiden Sie die Enden großzügig ab und nutzen sie nur frisch angeschnittene Scheiben. An den teilweise scharfen Geschmack gewöhnt man sich schnell.

Achtung:

In Laborversuchen konnten Forscher zeigen, dass zusätzlich das Wachstum von Krebszellen eingeschränkt wird. Der Nekrose Faktor NF-KB wird reduziert und Krebszellen sterben ab. Der enthaltene Wirkstoff 6 Shogaol ist wirksamer als Zytostatika und verschont zudem gesunde Zellen. Dies konnten indische Wissenschaftler des Ragiv Gandhi Centre for Biotechnologie (Kerala / Indien) in Versuchen demonstrieren. Die Bekämpfung von Krebsstammzellen wird dadurch ermöglicht. Diese Zellen sind in der Regel sehr widerstandsfähig und können mit herkömmlichen Chemotherapeutika kaum zerstört werden. Falls möglich, sollte Ingwer regelmäßig konsumiert werden. Unterschätzen Sie die unterstützende Kraft bitte nicht. Die Knolle erhalten Sie in gut sortierten Supermärkten.

Organschäden – leider möglich

Diese sind nach umfangreichen Chemotherapien zwar selten aber durchaus möglich. Besondere Aufmerksamkeit verdient die Leber, die während der Therapie einige Belastungen aushalten muss. Es ist nicht ungewöhnlich, wenn die Leberwerte auch nach der Therapie nicht so gut ausfallen. In den meisten Fällen erholt sich dieses Organ schnell. Die Nieren können ebenfalls betroffen sein. Das Herz wird durch manche Zytostatika auch belastet. Onkologen bemühen sich, ja nach Zustand des Patienten be-

lastende Medikamente zu vermeiden bzw. durch andere Varianten zu ersetzen.
Bei manchen Krebserkrankungen muss aber unter Umständen schnell und vor allem hart reagiert werden, um das Überleben des Patienten zu ermöglichen. Dann erfolgt auch der Einsatz schädigender Medikamente, um das größere Übel schnell abzuwehren. Nebenwirkungen werden bewusst in Kauf genommen. Auch fünf Jahre später, wenn schon fast niemand mehr damit rechnet, können sich Schäden an Organen einstellen und müssen dann behandelt werden.

Homöopathie kann auch helfen

Unterstützende Therapie bei Krebs

Obwohl viele Schulmediziner nichts davon halten, haben Patienten mithilfe fachkundiger Homöopathen schon gute Erfahrungen bei der Unterstützung einer Krebstherapie gemacht. Ob und wie Homöopathie wirkt, oder nicht: Wir lassen uns in diesem Rahmen nicht auf akademische Diskussionen ein. Es geht um den direkten praktischen Nutzen für Patienten.

Bei Übelkeit und Erbrechen haben sich Nu vomica C 30 als nützlich erwiesen. Jeweils 3 Kügelchen vor und nach der Chemotherapie konnten die Beschwerden lindern. Alternative: Tabaccum C30

Nach einer Therapie (Abschuss) nahmen Patienten zur Hilfe bei der Ausleitung Okoubaka D2. (dreimal täglich 8 Kügelchen über 10 Tage)

Bei Schlafstörungen haben Ignatia C30 geholfen (3 Kügelchen abends).

Bei Bestrahlungen, jeweils vor und danach, nahmen Patienten Radium bromatum C30.

Kleine Potenzen eignen sich für die Selbstbehandlung. Alles andere gehört in die Hand eines erfahrenen Homöopathen.

Zur Erinnerung: Dies sind keine Handlungsempfehlungen, sondern Berichte von Patienten und Therapeuten, welche mit der Anwendung beschriebener Mittel gute Erfahrungen gemacht haben. Es gibt keine Garantie, dass dies bei anderen Patienten auch ähnlich wirkt. Gleichwohl besteht eine große Wahrscheinlichkeit, dass hilfreiche Maßnahmen bei anderen Betroffenen auch positive Effekte haben können.

AHB / Reha – Nützlich und empfehlenswert

Nach jeder Krebstherapie haben Sie ein Anrecht auf Rehabilitationsmaßnahmen. In der Anschlussheilbehandlung bzw. REHA soll ihre Leistungsfähigkeit langsam gesteigert werden, sodass sie dem Arbeitsmarkt wieder zur Verfügung stehen, oder Ihre alte Arbeitsstelle antreten können. Zusätzlich soll der Patient Verhaltensweisen erlernen, um durch eigene Aktivitäten Rezidive (Rückfälle) möglichst zu vermeiden helfen.

Sprechen Sie am besten schon vor dem Ende der Therapie mit den Mitarbeitern des Sozialen Dienstes des behandelnden Krankenhauses. Diese können ihnen wertvolle Tipps bezüglich der REHA geben und auch Anträge richtig mit ihnen ausfüllen. Deren Einschätzungen zu Kliniken, REHA Einrichtungen, Krankenkassen, Leistungen und Wünschen sollten Sie berücksichtigen bzw. mithilfe des Sozialen Dienstes ihre Wunschklinik aussuchen und mit einem geeigneten Schreiben an den jeweiligen Kostenträger begründen. Dabei sind vor allem medizinische Aspekte ausschlaggebend. Je nach Krankenkasse können auch Entfernung zum Wohnort, Kosten und Ausstattung eine Rolle spielen.
Nehmen Sie die Ärzte mit ins Boot und lassen Sie sich medizinische Indikationen für bestimmte Kliniken ausstellen. Somit erhöhen sie die Wahrscheinlichkeit des Zuspruchs bzw. der Bewilligung ihrer Wünsche. Sollten die Krankenkasse oder der Kostenträger ablehnen, folgt sofort ein Widerspruch mit erneuter Vorlage ihrer Schreiben und Empfehlungen durch die Ärzte. Auch hier gilt: Nicht aufgeben.

Suchen Sie sich eine passende Klinik für ihr Krankheitsbild aus. Empfehlenswert sind hier onkologische REHA-Kliniken, die sich vollständig auf dieses Thema und ihr Krankheitsbild konzentrieren. Dort arbeiten fachkundige Ärzte, die Sie auch während der REHA begleiten können. Vermeiden Sie sehr große Häuser mit langen Wegen zu den Anwendungen. Nach der Therapie sind Sie noch nicht fit. Je kleiner die Wege sind, desto wahrscheinlicher schaffen Sie diese auch mehrfach am Tag.

Zudem sollten Sie auch an ihre Seele denken, die nach dem Stress mit der Therapie dringend Erholung braucht. Das gelingt in einer schönen Umgebung mit guter Luft und ländlichem Umfeld oft besser als in der Stadt zwischen Hochhäusern.

Rente als Option? Bereiten sie sich vor

Je nach Krankheit und Therapie wird die erneute Aufnahme der Arbeit kaum möglich sein. Wer wirklich schwere Therapien durchgestanden hat, benötigt ohnehin lange Zeit für die Erholung. Rente auf Zeit ist dann schon ein interessantes Thema. Die Folgen der Therapie können so drastisch sein, dass eine Verrentung die beste Möglichkeit für den Patienten ist. Zuerst wird Sie der Arzt eine lange Zeit krankschreiben, wenn sie nicht arbeiten können. Dann kommt irgendwann die Krankenkasse auf sie zu und fordert Informationen ein, wann ein Arbeitsbeginn möglich wäre. Schon in der REHA kann der Vorschlag auf Verrentung durch die Ärzte erfolgen, was diese aber nicht gerne tun. In der Regel schreiben diese ein Gutachten, dass sie noch eingeschränkt arbeitsfähig sind. Wichtig: Nach der REHA müssen sie sofort (am nächsten Tag) wieder zu ihrem Arzt und sich krank schreiben lassen.

Suchen Sie sich einen guten Arzt, der auf ihre Bedürfnisse eingeht. Mit einer Fatigue als Folge der Krankheit und der umfangreichen Therapie haben Sie beste Voraussetzungen für die Rente. Niemand kann ihnen nachweisen, dass Sie arbeiten können. Sobald sie kein Krankengeld von der Krankenkasse mehr erhalten, müssen sie sich bei der Agentur für Arbeit arbeitslos melden. Dort sehen sich die Mitarbeiter ihre Diagnose an und entscheiden über weitere Maßnahmen. Wahrscheinlich ist die

Unterstützung des Rentenantrages, weil ein kranker Arbeitssuchender in der Regel nicht vermittelbar ist. Eine Mitgliedschaft im VDK oder die Hilfe eines versierten Anwalts für Sozialrecht ist nützlich. Fachleute können Ihnen beim Rentenantrag helfen und bei Unklarheiten die richtigen Tipps geben. Stellen Sie sich auf eine längere Zeit des Wartens ein. Auch hier legen Sie bei Ablehnungen sofort Widerspruch ein. Sollte kein Einsehen des Rententrägers vorhanden sein, klagen sie bis zum Erfolg. Schließen Sie deshalb rechtzeitig (am besten schon vor oder während der Therapie) eine Rechtsschutzversicherung ab.

Sehr wahrscheinlich folgt dann erst einmal eine Rente auf Zeit, d.h. Sie erhalten für einen beschränkten Zeitraum Rente und werden nach dieser Zeit noch einmal ärztlich begutachtet. Falls bei diesem Termin dann keine entscheidende Besserung eingetreten ist, erhalten Sie die unbefristete Frührente, welche je nach ihren gesammelten Anwartschaften ausfällt.

Therapie um jeden Preis?

Jeder sollte selbst entscheiden

In zahlreichen medizinischen Zentren trifft man schwer kranke Personen, die schon viele Therapien hinter sich haben. Immer wieder wird versucht, dem Krebs Einhalt zu gebieten. Trotzdem sehen viele Patienten aus, als ob sie jeden Moment zusammenbrechen würden. Die Strapazen sind deutlich sichtbar. Bis auf die Knochen abgemagert schlürft so mancher Betroffene durch die Gänge. Niemand möchte gerne sterben. Im Endstadium einer Krankheit ist diese Alternative leider möglich, manchmal unvermeidlich und oft sogar erwünscht. Der Patient ist dann buchstäblich lebensmüde, möchte nicht mehr leiden und sehnt sich nach dem Ende in Frieden und mit Würde.

Die Frage lautet: Möchte man die eigene Lebensqualität noch durch umfangreiche Therapien schmälern, oder beschränkt man sich auf die Reduzierung von Schmerzen und unterstützende Maßnahmen? Es versteht sich von selbst, dass kurative (heilende) Therapien bis zum Letzten ausgeschöpft werden. Wenn dann aber absehbar ist, dass weitere Anstrengungen so gut wie nichts mehr bringen, ist ein Übergang zu palliativer Medizin nicht unüblich. Bei den ganzen Therapien und Versuchen sollte die Lebensqualität auch eine Rolle spielen. Es nützt nicht viel, wenn ein Patient zwar ein wenig länger lebt, sein Leben aber nur aus anstrengenden Therapien und deren Nebenwirkungen besteht.

Jeder muss selbst entscheiden, bis zu welcher Grenze er gehen möchte. Geben Sie die Kontrolle über ihr Leben nicht aus der Hand. Zahlreiche Therapien schwächen den Körper. Viele Patienten versterben daher nicht an der eigentlichen Krankheit, sondern an Auszehrung bzw. körperlicher Schwäche und Erschöpfung.

Oft vermuten Ärzte bei schwer kranken Personen im Endstadium noch Lebenszeiten von 1 bis 2 Jahren, mit Therapie vielleicht ein wenig mehr. Ob Patienten dann die Therapie noch auf sich nehmen sollen, bleibt diesen überlassen. Wenn die Therapie keine Beschwerden verursacht, fällt die Wahl leicht. Falls jedoch durch sie die Lebensqualität deutlich eingeschränkt wird, ist die Frage nicht so einfach zu beantworten. Ein Jahr leben mit Schmerzmittel, aber ohne weitere Beschwerden oder 1,5 Jahre leben mit Therapie und Beschwerden (Übelkeit, Erschöpfung)?
Darauf muss jeder selbst eine Antwort finden und eigenverantwortlich handeln.

Wichtig: Überleben heißt nicht unbedingt leben

Welcher Leidensdruck für den einzelnen Patienten noch tragbar ist, muss dieser selbst entscheiden. Ob Therapie bis zum Ende wirklich sein muss, bleibt jedem überlassen.

Sprechen sie daher mit ihrem Arzt und machen sie ihre Wünsche deutlich. Sie entscheiden selbst über ihren Körper und Ihr Leben. Und: Lassen sie sich auf keinen Fall einschüchtern. Selbstverständlich wollen Ärzte therapieren, aber Sie haben ja einen eigenen Willen, oder?

Sie müssen sich mit der Therapie identifizieren können, an deren Erfolg glauben und mitarbeiten. Wenn Sie nicht dahinterstehen können, ist die Suche nach Alternativen angesagt.

Stress als Auslöser und „Brandbeschleuniger“

Nach etlichen Gesprächen mit Betroffenen zeigte sich fast immer eine Basis der bösartigen Krankheit: „Stress“. Viele Patienten hatten oder haben mit Stress in allen Formen zu kämpfen. Das kann den privaten Bereich, berufliche Aspekte oder familiäre Konstellationen betreffen. Nahezu in allen Fällen hatten Patienten irgendwie mit Stress zu tun.

Dabei wird auch deutlich, dass die Krankheit wieder ausbricht, wenn erneut in alte Muster zurückgefallen wird und man sich dem Stress wieder aussetzt. Sobald eine wirkliche Lebensänderung erfolgt, hat die Krankheit weniger Chancen. Sie breitet sich dann kaum aus, weil der Körper erfolgreich gegen bösartige Zellen kämpfen kann. Sobald aber langanhaltender Stress dazu kommt, scheint der Körper diese Fähigkeit zu verlieren und das Unheil nimmt seinen Lauf.

Es ist also sehr wichtig, das eigene Leben unter die Lupe zu nehmen. Stressoren im Betrieb, im Alltag, im eigenen Umfeld in welcher Form auch immer müssen ausgeschaltet werden. Das können Verbindungen zu Personen sein. Manchmal genügt auch schon ein Wechsel der Arbeitsstelle, die Aufnahme neuer Freizeiaktivitäten oder eine generelle Umorientierung weg von Hektik und Hetze.

Weiterhin sollte die Einsicht erfolgen, dass man eben nicht alles perfekt - und jedem recht machen kann. Der Tag hat nur 24 Stunden. Gönnen Sie sich daher Auszeiten, Ruhe, Muße und regelmäßige Entspannung. Machen Sie sich unabhängig von Erwartungshaltungen anderer. Sie wurden nicht geboren, um den Wünschen anderer zu entsprechen. Lassen Sie sich nicht unter Druck setzen, weder von Arbeitgebern, Kunden, Partnern, Kinder, Eltern, Großeltern oder anderen Personen oder Institutionen.

Und:

Sie tragen die größte Portion Verantwortung für ihre Gesundheit. Sie müssen auf ihren Körper achten, aufpassen, ihn pflegen. Sobald sie diese Aufgabe für längere Zeit sträflich vernachlässigen, stellen sich Probleme ein. Hören sie auf ihren Körper und ignorieren Sie bitte keine Warnsignale wie z.B. Erschöpfung, Müdigkeit oder immer wiederkehrende Schmerzen.

Alternative Untersuchungsmethoden

Vertraue dem Krebssuchhund und seiner Spürnase

Das Erkennen von krebsbelasteten Gewebeproben von Tieren und Menschen durch dafür speziell trainierte Krebssuchhunden ist eine hoch konzentrierte Teamarbeit zwischen dem Hundeführer und dem Hund. Krebssuchhunde können Krebs riechen. Die langjährigen Erfahrungen zeigen, dass Krebssuchhunde die feinsten Geruchspartikel wahrnehmen, die eben anders duften, als bei einer gesunden Körperzelle. Auch dann, wenn das klinische Ergebnis möglicherweise etwas anderes aussagt: Die Ausbilder dieser Krebsspürhunde vertrauen der Nase des Suchhundes mittlerweile absolut. Nicht nur Menschen erkranken an Krebs. Auch Tiere erkranken an Krebs.

Die moderne Tumortherapie nimmt heute einen hohen Stellenwert ein. Bei Tieren, wie auch in der Krebsbehandlung beim Menschen. Durch die stark verbesserten Lebensbedingungen unserer Haustiere und der steigenden Lebenserwartung, sind die Behandlungen von Tumoren und weiteren begleitenden Erkrankungen auch in der Tiermedizin eine immer größer werdende Herausforderung. Viele Besitzer von Hunden haben die traurige Erfahrung machen müssen, dass etwa ab dem sechsten oder siebten Lebensjahr das Krebsrisiko stark ansteigt. Dies gilt besonders für die größeren Hunderassen.

Knapp die Hälfte aller zehnjährigen Hunde erkranken daran. Auch etwa jede dritte Katze, älter als zehn Jahre, leidet an Tumorerkrankungen. Die heutige Krebstherapie in der Veterinärmedizin kann wertvolle Hilfen anbieten, die modernen Tumorbehandlungen im Bereich der Chemotherapie, der Chirurgie und Strahlentherapie ermöglichen eine wirksame Tumorbekämpfung. Gleichzeitig bieten die modernen Behandlungsmethoden sowohl bei Tieren als auch besonders bei der Tumorbehandlung von Menschen eine sehr hohe Überlebenszeit an, und dies bei einer annehmbaren Lebensqualität. Eine der wichtigsten Voraussetzung für eine erfolgreiche Krebsbehandlung ist bei Mensch und Tier die möglichst frühzeitige Diagnosestellung.

Krebssuchhunde helfen im Kampf gegen den Krebs bei Menschen und Tieren. Hunde können wohl mit ihren sensitiven Nasen

Krankheiten riechen, diese Erfahrungen bestätigen seit Jahrzehnten weltweit viele Patienten und deren Behandlern. Die Fähigkeit der Hundenase, pathologische Veränderungen im Körper von Lebewesen anhand von Geruchsänderungen wahrzunehmen, ist weltweit in verschiedenen Studien an medizinischen Hochschulen und Kliniken nachgewiesen. Allgemein bekannte Beispiele für die besondere Leistungsfähigkeit der Hundenase sind etwa die Diabetiker-Warnhunde und Epilepsie-Warnhunde.

Für einen Hund riecht eine gesunde Körperzelle anders als eine kranke Körperzelle. Man geht davon aus, dass auch die Absonderungen und Geruchspartikel von erkrankten Zellen von ausgebildeten Krebssuchhunden wahrgenommen werden kann. Eine mittlerweile wachsende Anzahl von veröffentlichten Forschungsergebnissen mit Krebsspürhunden in Deutschland, Japan, USA, England und Polen haben schon vor Jahren gezeigt, dass auch die Anzeige von Tumorerkrankungen möglich ist. Mittels eines Test-Sets von Krebsspürhunde-Deutschland ist eine Austestung von menschlichem und tierischem Probenmaterial möglich. Mit dem Testergebnis sollte anschließend eine ärztliche Diagnose und Behandlung festgelegt werden.

Ist die Hundenase besser als die Medizintechnik?

Krebsspürhunde-Deutschland sendet dem Besteller des Test-Sets nach einer Prüfzeit von ca. 1 bis 2 Wochen eine Auswertung zu. In der Regel liegt die bisher bekannte Treffergenauigkeit von bis zu 95% in der Anzeige eines malignen (bösartigen) Tumors im Körper aller Tiere, ausgenommen Geflügel.
Die Zahlenwerte bei untersuchten Menschen schwanken, je nach Studie und Testschema zwischen etwa 80 Prozent bis über 90 Prozent. In einigen Veröffentlichungen wurde darauf hingewiesen, dass die Untersuchungsergebnisse mit klinischen Methoden in etwa die gleichen Werte aufwiesen, wie die in den Studien ermittelten Werte mit den Hundenasen von Krebsspürhunden.

Der Besonderheit einer Untersuchung mit den Krebsspürhunden ist aber : Die von Tumorzellen abgesonderten Stoffe werden durch Krebsspürhunde in den Proben so frühzeitig angezeigt, dass diese Tumoren, die sich evtl. noch in einem Frühstadium der Erkrankung befinden, oder noch sehr wenige Krebszellen beinhalten, unter Umständen sehr schlecht oder gar nicht mittels

Röntgen, Ultraschall, Computertomographie, Magnetresonanztomographie, einen Bluttest oder andere klinische Suchmethoden entdeckt werden können. Besonders bei Krebsarten, die sich lange Zeit schmerzlos und ohne jegliche Krankheitszeichen entwickeln, wie z.B. Lungenkrebs oder Arten von Darmkrebs oder Brustkrebs, kann diese Vorsorgeuntersuchung eine Alternative zu den klinischen onkologischen Suchmethoden sein.
Der Test von Krebsspürhunde-Deutschland kann eine wertvolle Alternative und Unterstützung bei der klinischen Krebsdiagnostik sein. Er ist kostengünstig und auch in kurzen Zeitabständen wiederholbar, zudem einfach und belastungsfrei für Mensch und Tier und von zuhause aus durchführbar. Nach einer Austestung der Testproben durch die Krebsspürhunde ist es dem Veterinär wie auch dem Humanmediziner möglich, gegebenenfalls weitere und gezieltere Maßnahmen durchzuführen. Der Test kann eine wirkungsvolle Hilfe sein in der frühzeitigen Erkennung einer Ersterkrankung als auch eine Vorsorgemaßnahme vor möglichen Rückfällen nach einer behandelten Tumorerkrankung.

Mit dem Test-Set von Krebsspürhunde-Deutschland steht ein alternatives Instrument im Kampf gegen den Krebs zur Verfügung, welches einen besonderen Vorteil besitzt: Die Anwendung des Test-Sets ist schmerz- und stressfrei für den Patienten.

Sowohl für den vorsorgenden Tierbesitzer als auch den menschlichen Interessenten steht mit dem Test-Set eine einfache Methode zur Krebsfrüherkennung bereit, die selbst zuhause angewendet werden kann. Im Testpaket, dass man für 89,- Euro online erwerben kann, befinden sich alle dafür notwendigen Utensilien. Mit Hilfe eines Stieltupfers oder kleiner Rundkompressen wird einfach eine Wangenschleimhautprobe aus dem Mund entnommen. Eine zweite Probe wird auf einem zweiten Probenträger mit zwei bis drei Urintropfen belegt. Dieser Vorgang ist in wenigen Augenblicken auf einfachste Art erledigt. Zuletzt müssen die behafteten Probenträger im beigefügten Rückantwortumschlag zur Auswertung eingesendet werden. Die anschließenden Untersuchungen beginnen mit Eingang der Probenträger.

Weitere Informationen: www.krebsspuerhunde-deutschland.de

Quelle: Achim Dupke

Alternative Methoden

Krebs mithilfe natürlicher Methoden bekämpfen?

Ist das möglich?

Vereinzelt trifft man auf Personen, die ihre Krebserkrankung völlig anders angingen und teilweise nach umfangreicher schulmedizinischer Behandlung einen anderen Weg bevorzugten. Teilweise war der Erfolg früher zweifelhaft, oder mal wollte sich nicht den Begleitumständen einer harten schulmedizinischen Therapie aussetzen. Einige wählten bewusst den alternativen Weg, um durch Therapien nicht geschwächt zu werden. Natürlich lehnen die meisten Onkologen solche Versuche ab.

Dabei konnten die Patienten unterschiedliche Erfahrungen machen, welche den Leidensgenossen wertvolle Einsichten ermöglichen. Es gibt nicht nur den „harten" Weg. Wer eigenverantwortlich handeln - und ausreichend Disziplin aufbringen kann, ist mit alternativen Wegen mitunter nicht schlecht bedient, denn es handelt sich um ganzheitliche Ansätze für jede Phase des Lebens.

Jeder profitiert, ob krank oder gesund.

Der Fokus liegt auf Stärkung des Körpers, dessen eigene Heilkräfte und des Immunsystems. Dr. Probst (Mediziner und Physiker) vertraut z.B. auf die Selbstregulation des Körpers in fast jeder Situation. Er meint: Der Körper weiß am besten, was ihm guttut.

Ein Kernelement ist die Umstellung der Ernährung auf Rohkost. Frische grüne Pflanzen sind erlaubt. Patienten sollten Salate, Wildkräuter, Gemüse mit wenig Stärke (Gurken, Rüben, Sellerie, Kohl) essen. Die Lebensmittel sollten so natürlich wie möglich genossen werden. Salate sollten Sie z.B. direkt vom Kopf essen, nicht zuvor abschneiden.
Energiereiche Gemüsesorten wie Karotten sollten nur in kleinen Mengen gegessen werden. Als Energielieferanten dienen Öle und Fette wie etwa Olivenöl, Kokosöl. Pro Mahlzeit sollten Sie mindestens 50 Milliliter Speiseöl zu sich nehmen. Wichtig: Das Essen muss sorgfältig gekaut werden.

Gemüsesäfte sind ebenfalls empfehlenswert. Besonders wichtig ist der konsequente Verzicht auf Zucker und Kohlenhydrate, weil diese Entzündungen hervorrufen.

Wenn Krankheiten vorliegen, lautet die Empfehlung, mindestens 4-12 Wochen Rohkost zu sich zu nehmen. Tierische Produkte sollten eher gemieden werden. Obst ist eine sinnvolle Ergänzung der Ernährung, sollte aber nicht regelmäßig genossen werden. Ergänzend können auch Avocados gegessen werden. Diese sind gesund, reich an Energie, Fett und Vitaminen.

Dr. Probst empfiehlt zusätzlich die Darmsanierung mit anorganischem Schwefel.

Dosierung:
3 mal 1 Teelöffel zu den Mahlzeiten. Zerdrücken sie das Pulver und schlucken sie es mit ausreichend Wasser.

Die Dauer der Sanierung kann je nach Krankheiten oder Vorgeschichte bis zu einem halben Jahr dauern. Zu Beginn entwickelt der Darm sehr unangenehme Gerüche, die jedoch nach ein paar Tage weniger werden. Blähungen, Durchfälle oder Verstopfungen sind möglich. Die Sanierung sollte durchgeführt werden, bis keine Gerüche mehr entstehen. In den ersten drei Wochen sind aufgrund der Geruchsentwicklung keine sozialen Aktivitäten möglich. Die schädliche Darmflora wird somit dauerhaft entfernt. Der Darm reinigt sich im Laufe der Sanierung sozusagen selbst.

Vorsicht: Die Gabe von Schwefel sollte auf keinen Fall unterbrochen werden, bis das Therapieziel erreicht ist: Ein gutes Gefühl, gutes Befinden, hohes Energieniveau, Agilität und ein merklicher Anstieg der Lebenskraft. Nach der Sanierung sollten Sie die Ernährung mit 80% Rohkost bestreiten und beibehalten. Jedem Rückfall mit zu vielen Kohlenhydraten sollten Sie mit erneutem strengen Rohkostverzehr begegnen.

„Das klingt alles gut, aber wie soll ich es durchhalten?“, werden Sie sich fragen. Zugegeben: Eiserne Disziplin ist dabei unbedingt notwendig.

Durchforsten Sie den Vorratsschrank. Lebensmittel wie Nudeln, Brot und Kartoffeln teilen Sie sich für die nächste Zeit gut ein und kaufen sie nicht mehr.

Alle Süßigkeiten werden verschenkt! Ja, diese Waren müssen sofort weg. Kaufen sie nun einen Vorrat an hochwertigen Ölen (Kokosöl, Olivenöl, Rapsöl, Leinöl). Achten Sie auf Lebensmittel aus kontrolliertem biologischem Anbau, am besten vom Bauern vor Ort, den Sie vielleicht sogar kennen. Wurst und industriell hergestellter Käse werden ebenfalls verschenkt.

Führen Sie Buch über den Gehalt von Kohlenhydraten Ihrer Lebensmittel. Am Ende des Tages sollten Sie nicht mehr als 30 Gramm davon verzehrt haben. Bei auftretendem Hunger trinken sie vermehrt Wasser. Ihre Leber können sie während der Umstellungsphase mit Salz aus dem toten Meer, Vitamin C, B, Zink und Q10 unterstützen. Während der Umstellung kann die Leber an ihre Grenzen geraten, weil der Körper viele Giftstoffe, Nahrungsmittelzusätze, Rückstände von Medikamenten Reste von Krankheitserregern und Schadstoffen loswerden möchte. Dies kann zum Leberstau führen, d.h. die Leber stößt Teile dieser Stoffe in die Blutbahn aus, was zu grippeähnlichen Symptomen führen kann. Mit den oben genannten Nahrungsergänzungen helfen sie der Leber bei der Entgiftung.

Nach ungefähr zwei Monaten sollten Sie keinen Hunger mehr wie früher spüren. Dann sind Sie in der Ketose angekommen. Der Zustand kann mithilfe von Ketosesticks aus der Apotheke immer wieder geprüft werden (Urinprobe). Falls der Wert nicht so optimal ist, reduzieren Sie ihre täglich verzehrte Menge an Kohlenhydraten wieder. Die Energiegewinnung des Körpers läuft dann hauptsächlich über die gebildeten Ketonkörper. Nach erneut zwei Monaten können Sie den Erfolg der Bemühungen mit einem Bluttest prüfen. Die Werte werden so gut wie nie sein!

Wie hilft das jetzt bei Krebs?

Durch die ketogene Ernährung entziehen Sie bösartigen Zellen die Nahrungsgrundlage. Sie werden praktisch ausgehungert und verschwinden langfristig. Mehrere Patienten haben sich auf diese Weise dem Zugriff ihrer Erkrankung dauerhaft entzogen. Deren Ärzte mussten ihnen erstaunt bestätigen, dass keinerlei Wachstum von Tumoren und Metastasen vorliegt, bzw. bestehende Tumore sich zurückgebildet haben. Die Fachwelt ist im

Umbruch. Weltweit streiten sich Experten noch über die Wirksamkeit, weil keine verlässlichen Studien vorliegen. Dies ist aber auch kein Wunder, denn es gibt keinerlei finanzielle Interessen oder Perspektiven für Pharmaunternehmen bei diesem Thema. Kurz: Niemand finanziert teure Studien, wenn es nichts zu verdienen gibt. Erfahrungen von Patienten liegen aber vor. Diese haben ihr Schicksal selbst in die Hand genommen und die Ernährung komplett umgestellt.

Fest steht: Low-Carb-Ernährung fördert den Muskelaufbau. Der Patient wird also stärker und damit widerstandsfähiger gegen die Krankheit. Da bösartige Zellen mehr Glucose benötigen als gesunde Zellen, bedeutet der dauerhafte Entzug von Glucose ein Einschränken des Wachstums bzw. sogar das Ende des Wachstums bösartiger Zellen.

Etablierte Onkologen werden hier einwenden, dass der Glucosespiegel im Körper bis zum Tode gleich ist. Warum sind dann Patienten bei der Anwendung dieser Ernährungsform erfolgreich? Warum bilden sich Tumore ohne konventionelle Behandlung zurück? Warum fühlen sich diese Patienten nach kurzer Zeit besser, vitaler?

Einige Patienten haben auf diesem Weg die Krankheit besiegt, nachdem zuvor viele Leidenswege beschritten werden mussten. Sie lehnten zum Teil weitere Chemotherapien oder Bestrahlungen ab. Natürlich kann auch hier niemand eine Garantie oder verlässliche Prognose aussprechen. Jeder Mensch mit ordentlichem allgemeinem Zustand kann die ketogene Ernährung ausprobieren. Eine Überwachung der Körperfunktionen und Blutwerte durch Ärzte ist aber ratsam. Bei bereits geschwächten Personen ist Vorsicht angesagt. Nutzen Sie diese Chance und kämpfen Sie schon im Vorfeld gegen mögliche bösartige Zellen.

Ihr Wohlbefinden sollte es Ihnen Wert sein. Vor allem vermeintlich gesunde Personen mit anstrengendem Alltag, beruflich wie privat, sollten sich frühzeitig mit dieser Ernährungsform beschäftigen.

Doch auch hier gibt es Risiken:
Diese Methode ist sehr interessant, aber sie wurde klinisch bisher nicht untersucht. Es gibt also keine dokumentierten Studien über die Wirkungen und Nebenwirkungen. Alle Angaben basieren auf

Berichten von Patienten und wenigen Ärzten, welche sie anwenden.

Die ketogene Ernährung verändert die Arbeitsweise des Gehirns. Ein abnehmendes Schmerzempfinden kann eine Folge sein, was natürlich bei ernsthaften Erkrankungen für die Patienten angenehm ist. Ebenso kann sich das Wohlbefinden und die Qualität des Schlafs steigern. Die Heilung von Krebs wird jedoch von den meisten Onkologen bestritten.

Diese Form der Ernährung muss auf jeden Fall schleichend begonnen werden, um Nebenwirkungen möglichst gering zu halten. Es können Durchfälle, Fettstoffwechselstörungen auftreten. Da wäre noch etwas: Die Entstehung eines Diabetes wird begünstigt.

Lebensmittel mit krebsvorbeugender Wirkung

Knoblauch, Gelbwurz, Brokkoli, Ingwer, Möhren, Soja, Leinsaat, grüner Tee, Zwiebeln, Beeren, Granatapfel, Hafer, Gerste, Gerste, Vollreis, Gurken, Kartoffeln, Zitrusfrüchte

Carotiniode

Farbstoff im gelben, roten und grünen Gemüse und Obst (Möhren, Kürbis, Aprikosen, Tomaten Grünkohl, Brokkoli, Spinat, Salat) hemmt die Entstehung von Krebs.

Glucosinuate

Geschmackstoff in Rettich, Senf, Kohl, Kresse hemmt die Entstehung von Krebs.

Phytoöstrogene

In Kohl, Getreide, Soja, Leinsamen hemmt die Entstehung von hormonabhängigen Krebsarten.

Phytosterine

Samen (Sonnenblumenkerne, Nüsse, Sesam, Pflanzenöl) verringert das Risiko für Dickdarmkrebs

Polyphenole / Flavonoide

In der Schale von rotem, grünem und gelbem Gemüse und Obst (Apfel, Kirschen, Beeren, Rotkohl, Zwiebeln, Kartoffeln) hemmt die Entstehung von Krebs.

Proteaseinhibitoren

In Hülsenfrüchten, Kartoffeln, Getreide dienen der Vorbeugung.

Saponine

In Kichererbsen, Sojabohnen verringern das Risiko für Dickdarmkrebs.

Sulfide

In Knoblauch, Lauch, Zwiebeln hemmen das Krebswachstum.

Terpene

In Kümmel, Sellerie, Zitronen hemmen das Krebsrisiko.

Ballaststoffe

In allen Gemüse - und Obstarten, Hülsenfrüchten und Samen wirken vorbeugend gegen Brustkrebs und Darmkrebs.

Milchsäurebakterien

In Sauerkraut, Joghurt, Dickmilch, verringern das Risiko für Dickdarmkrebs.

Essen Sie auf jeden Fall pro Tag 500 Gramm Gemüse und vereinzelt Obst. Frische Lebensmittel enthalten die meisten Schutzstoffe, sekundäre Pflanzenstoffe, Spurenelemente und Vitamine. Garen sie Gemüse nur kurz, damit die wertvollen Stoffe erhalten bleiben. Dies gelingt am besten mit einem Dampfgarer oder in der Mikrowelle.

Carotinoide aus grünem Gemüse werden durch Erhitzen zerstört, aus Karotten und Tomaten jedoch besser aufgeschlossen. Tipp der Onkologen: Essen Sie reichhaltig Tomatenmark, passierte Tomaten, Tomaten in jeder Form. Pflanzliches Eiweiß (z.B. in Linsen, Nüssen) sollte bevorzugt werden. Fette (rund 50 Gramm pro Tag) sollten in Form von kalt gepressten Ölen in den Speiseplan integriert werden. Wenn Sie die Ernährung dauerhaft umstellen, haben maligne Zellen schlechtere Entwicklungsmöglichkeiten und das Immunsystem kann diese erfolgreicher bekämpfen.

Bei Krebspatienten können Muskeln und Leber die zugeführte Glucose nicht ausreichend verwerten. Fettsäuren können Muskelzellen aber gut aufnehmen und verwerten. Der Bedarf an Eiweiß erhöht sich auf ca. 1,3-1,5 g/kg Körpergewicht. Fettsäuren werden von bösartigen Zellen so gut wie gar nicht verwertet. Omega 3 Fettsäuren (z. B. in fettem Fisch, Leinöl, Walnussöl, Rapsöl) hemmen das Wachstum bösartiger Zellen. Achtung: Omega 6 Fettsäuren (z.B. in Fleisch) stimulieren das Wachstum.

Erfahrene Onkologen betonen immer wieder, dass die mediterrane Ernährungsweise den besten Effekt gegen Krebserkrankungen zeigt. Der Fokus liegt dabei auf sekundären Pflanzenstoffen und günstige Fettsäuren (Omega 3). Besonders wertvoll sind Beeren, fette Salzwasserfische, Nüsse, Gewürze wie Ingwer und Kurkuma, frisches Gemüse und Obst.

Ein zentraler Punkt ist aber vor allem die Gewichtskontrolle. Übergewicht zählt zu den wesentlichen Risikofaktoren für Krebserkrankungen aller Art. Das Gewicht spielt auch deshalb eine große Rolle, weil Fettgewebe als Speicher für Hormone und Schadstoffe dient. Die Hormone aus dem Fettgewebe können die Entstehung von Krebszellen durchaus begünstigen.

Achten Sie also stets auf ihr Gewicht. Zu viel Energie in Form von Essen und Trinken sollten Sie dauerhaft nicht zu sich nehmen. Dieses Problem ist bekannt, aber die meisten Patienten richten sich nicht nach den Vorgaben der Ernährungsexperten. Hier ist strenge Disziplin angesagt. Das bedeutet nicht den Verzicht auf Genuss, aber Ausnahmen müssen halt Ausnahmen bleiben.

Nutzen Sie Heilkräuter bei den täglichen Mahlzeiten

Schon eine kleine Fensterbank reicht, um frische Kräuter anzubauen. Niemand braucht dafür einen Garten. Nur wenige Menschen wissen noch um die heilsame Wirkung der verschiedenen Kräuter. Auch wenn Sie unterwegs sind, sollten Sie stets einen kleinen Vorrat frischer Kräuter mitführen, um bei Bedarf kleine Beschwerden sofort bekämpfen zu können. Diese Hilfe kostet fast nichts und ist zudem mit keinerlei Nebenwirkungen verbunden. In Verbindung mit einem guten Essen oder einem Tee schmecken die Kräuter auch noch gut. Was will man mehr?

Akute Fälle können Sie auf diese Weise natürlich nicht behandeln, aber dazu muss es auch nicht kommen, wenn Sie die Kräuter regelmäßig konsumieren.

Hier einige Beispiele:

Dill

Mit diesem Gewürz verfeinert der Koch den Gurkensalat. Es wirkt beruhigend auf die Bauchorgane und lindert Menstruationsbeschwerden.

Schnittlauch

Schnittlauch ist universell einsetzbar. Damit wird u.a. der Blutdruck gesenkt. Er wirkt auch schleimlösend, harntreibend und lindert Beschwerden bei Gicht.

Thymian

Thymian wirkt schleimlösend und hat sich bei Problemen mit den Atemwegen bestens bewährt. Wenn Sie eine Erkältung plagt, sollten Sie Thymian (z. B. in der Pasta) zu sich nehmen.

Petersilie

Petersilie hat eine belebende Wirkung, hilft gegen Müdigkeit und Appetitlosigkeit. Zusätzlich können Sie mit Petersilie Blähungen bekämpfen.

Melisse

Melisse wirkt krampflösend und entspannend. Sie wird bei Unruhe, aufkommenden Ängsten und Nervosität eingesetzt. Mit Melisse können Sie auch Verdauungsprobleme bekämpfen.

Salbei

Mit Salbei bekämpfen Sie schonend Bakterien, Viren und Pilze. Zusätzlich wird übermäßige Schweißbildung gemindert. Salbei wird bei Entzündungen des Zahnfleisches und Halsschmerzen eingesetzt.

Pfefferminze

Ein Tee mit frischer Pfefferminze schmeckt besonders gut. Bei Problemen mit der Galle und dem Magen wirkt sie krampflösend und antiviral. Ebenso ist eine beruhigende Wirkung festzustellen.

Tipp:

Legen Sie sich ein kleines Kräuterbeet zu, das auch auf dem Balkon der heimischen Wohnung Platz finden kann.

Eine mächtige natürliche Waffe gegen Krebs:

Die Löwenzahnwurzel

Eine Studie der Universität Windsor in Kanada hat gezeigt, dass die Wurzel des Löwenzahns Krebszellen zum Absterben bringen kann, während gesunde Zellen davon nicht beeinträchtigt werden. Dem Biochemiker Dr. Syaram Pandey gelang der Nachweis mit seinem Team.
Die bösartigen Zellen zerfielen innerhalb von 48 Stunden! Eingesetzt wurde ein starkes Extrakt der Löwenzahnwurzel. Der Fachbereich Chemie und Biochemie hat nachgewiesen, dass dieser Extrakt Krebszellen dazu bringt, sich selbst abzutöten. Der Extrakt soll sogar wirksamer als die herkömmliche Chemotherapie sein.

Die Forscher sind sehr sicher, die passende Rezeptur für das Extrakt gefunden zu haben. Dieses ist etwa fünfmal konzentrierter, als derzeit angebotene Extrakte. Im Labor konnte die Wirksamkeit gegen Leukämie, Bauchspeicheldrüsenkrebs, Melanome und Darmkrebs nachgewiesen werden. Klinische Studien am Menschen dürften bald folgen. Jedoch sind solche Studien leider sehr teuer.

Löwenzahnwurzelextrakte werden auch in der chinesischen Medizin bei Brustkrebs und Leukämie eingesetzt. Ein Tee aus pulverisierten Löwenzahnwurzeln hilft auch bei Prostatakrebs und Brustkrebs. Allein die jetzigen Ergebnisse kommen einer Revolution in der Krebsbehandlung gleich. Die Erwartungen an dieses Extrakt sind natürlich hoch.

Wenn auch nur ein Bruchteil der oben genannten Resultate auf Menschen übertragen werden könnte, wäre vielen Patienten geholfen, denn es gibt keine Auswirkungen auf gutartige Zellen. Massive Nebenwirkungen herkömmlicher Therapien könnten vermieden werden. Gleichzeitig wäre eine schonende und zugleich wirksame Behandlung möglich. Während einer Chemotherapie sollten sie übrigens Löwenzahnextrakt nicht nehmen, sondern am besten davor und danach, falls diese dann noch notwendig sein sollte.

Wer nicht auf fertige Produkte warten möchte oder kann, ist mit Tees aus Löwenzahnwurzelextrakt gut bedient.

Beispiel:

1 Esslöffel geröstete Löwenzahnwurzel pulverisiert.
1 / 2 Teelöffel frischer Ingwer
350 ml Wasser

Alles für 5 - 10 Minuten kochen. Bei Bedarf mit Honig verfeinern.

Sensation: 98% Krebszellen in 16 Stunden zerstört

Die Überschrift klingt viel versprechend. Dabei handelt es sich nicht um Fake-News. Es gelang Forschen mit einer Mischung aus Artemisinin und Eisen im Labor innerhalb von 16 Stunden fast alle Krebszellen (Brustkrebszellkultur) zu vernichten. Genauso spektakulär verlief der Versuch mit Leukämiezellen. Diese wurden innerhalb von nur 8 Stunden zerstört.

Es handelt sich um einen sekundären Pflanzenstoff, der in einjährigem Beifuss vorkommt. In China und Afrika wird Artemisinin schon seit langer Zeit erfolgreich gegen Malaria eingesetzt.

Das Geheimnis der Wirksamkeit liegt in der Kombination mit Eisen. Krebszellen enthalten wesentlich mehr Eisen als gesunde Zellen. Wenn diese bösartigen Zellen nun noch mit mehr Eisen bestückt werden und es kommt Artemisinin hinzu, ergibt solch folgender Effekt: Es kommt zu einer großen Freisetzung von Sauerstoffradikalen, welche die Zellen zerstören. Der Clou: Die Kombination wirkt auch bei Krebszellen, die auf konventionelle Therapien (Strahlentherapie, Chemotherapie) nicht reagiert haben oder resistent gegen Zytostatika sind. Auf gesunde Zellen gibt es fast keine negativen Effekte.

Bei derartigen Tumortherapien wird erst für ein bis zwei Tage hochkonzentriert Eisen gegeben. Dann folgt die Gabe von Arteminsinin (3-6 Milligramm pro Kilo Körpergewicht). Nach etwa sechs Wochen wiederholt sich dieses Schema.

Diese Kombination zeigte sich in Versuchen mit verschiedenen Zellkulturen ca. 100 mal wirksamer als übliche Zytostatika!

Verschiedene Krebsforschungszentren planen neue Versuche und Studien zum Einsatz von Arteminisin. Bisher sind die Ergebnisse schon fast sensationell, da viele Zellkulturen unterschiedlicher Krebsarten rasch vernichtet werden konnten. Es ist nur noch eine Frage der Zeit, bis die Anwendung beim Menschen ansteht. Wer nicht warten möchte oder kann, sollte sich jetzt schon geeignete Produkte besorgen, die es als Nahrungsergänzung zu kaufen gibt.

Heilkräuter gegen Krebs

Rotwurzel Salbei

Deutsche Wissenschaftler entdeckten die wundersame Wirkung des Rotwurzel Salbei. Es wurden drei krebshemmende Substanzen gefunden, welche das Wachstum von aggressiven Tumorzellen vermindern. Dabei handelt es sich um bösartige Zellen, bei denen selbst herkömmliche Zytostatika oft versagen.

Rotklee

Rotklee wird mitunter unterstützend bei Brustkrebspatientinnen eingesetzt. Vor allem bei Wechseljahrbeschwerden kann dieses Heilkraut auch Anwendung finden. Die Pflanze enthält viele Flavonoide, Isoflavonen und Cumarine. Das Isoflavon Biochanin A hemmt wahrscheinlich Enzyme, die bei der Entstehung und Ausbreitung von Brustkrebs beteiligt sind.

Kapuzinerkresse

Dieses Heilkraut ist seit einiger Zeit im Gespräch und wird eingehend untersucht. Die Inhaltstoffe (Falovonoide, Saponine, Senfölglykoside) besitzen auf jeden Fall Pilzhemmende, antivrale und antibaktierielle Eigenschaften. Die Glucaptroaeline sind für eine mögliche Krebshemmende Wirkung verantwortlich.

Salbei

Salbei kennen wir als Arzneipflanze zur Linderung von grippalen Infekten sowie krankhafter Schweißbildung. Salbeiextrakte sollen aber auch in der Lage sein, die Bildung von Krebszellen und deren Blutversorgung zu hemmen. Verantwortlich sind die Ursolsäuren und Carnosolsäuren in den Blättern der Pflanze. In Laborversuchen wurde bestätigt, dass die Bildung von Blutgefäßen zur Versorgung eines Tumors verhindert werden konnte. Salbeiextrakte konnten auch bei Krebszellen (Leukämie, Lymphdrüsenkrebs) den Zelltod einleiten.

Moosfarn

Moosfarn kann Enzyme, welche bei der Metastasenbildung eine Rolle spielen hemmen. Mit der Variante Selaginella wurde Laborversuche gestartet, die durchaus positive Ergebnisse bei der Eindämmung von Krebszellen zeigten.

Kanadischer Blutwurz

Es besteht die Hoffnung, dass diese Pflanze bei der Bekämpfung einiger Krebsarten hilfreich sein kann. In Laborversuchen konnten Wissenschaftler feststellen, dass der Inhaltsstoff Sanguiarin bösartige Zellen zerstören kann. Außerdem können Enzyme massiv unterstützt werden, die für den programmierten Zelltod verantwortlich sind.

Beeren aus Australien könnten bei der Krebstherapie der Zukunft eine große Rolle spielen

Die Beerenkerne des Blushwood Tree scheinen große Hoffnungen auf eine neue Krebstherapie zu nähren. Wissenschaftler fanden in den Kcrnen der Beere heilsame Inhaltsstoffe gegen Krebs. Die extrahierte Substanz EBC-46 hat in Laborversuchen und bei Tierversuchen Tumore massiv schrumpfen lassen. Tumoren bei Tieren verschwanden auch komplett. Ca. 70% der kranken Tiere konnten geheilt werden. Die Substanz wird direkt in den Tumor gespritzt und entfaltet dann relativ schnell ihre Wirkung. Melanome konnten zum Absterben gebracht werden und normale Haut entwickelte sich wieder.

Mit Schwarzkümmelöl gegen bösartige Krankheiten

Vor allem im Orient wird dieses Öl immer noch gegen Krebs eingesetzt. Begleitend zu den konventionellen Therapieformen lindert es Nebenwirkungen und stärkt den angegriffenen Körper. Es enthält eine Menge immunstärkende Substanzen und wird deshalb auch oft bei Allergien angewendet.

Wissenschaftler konnten nachweisen, dass durch die Einnahme des Öls das Wachstum von Krebszellen gehemmt und zum Teil unterbunden wird. Es wirkt krampflösend, stärkend und kann Tumorzellen sogar zerstören. Auf die Qualität des Öls muss unbedingt geachtet werden. Es sollten keinerlei Beimischungen vorhanden sein. Täglich können durchaus 3 Tee Löffeln über drei bis sechs Monate eingenommen werden.

Das Öl wirkt auch gegen Entzündungen aller Art.

Ein Stoff aus Lianen könnte die Krebstherapie revolutionieren

Japanische und deutsche Forscher entdeckten im Kongo eine Lianenart mit Potenzial bei der Bekämpfung bösartiger Krankheiten. Der natürliche Wirkstoff wird aus Lianen gewonnen und kann Krebszellen effektiv vernichten. Der Stoff unterbricht die Versorgung von malignen Zellen, sodass diese praktisch ausgehungert werden.

Die Liane Ancistrocladus likoko enthält spezielle und vor allem seltene Alkaloidmoleküle die bei dem Wirkstoff (Ancistrolikokin E3) eine große Rolle spielen. Die Metastasenbildung wird auch verhindert. Tests mit aggressiven Bachspeicheldrüsenkrebszellen verliefen äußerst positiv. Diese Krebsform kann bisher kaum erfolgreich bekämpft werden. Über 95% der Betroffenen sterben innerhalb von wenigen Jahren.

Im Laborversuch konnten die Wissenschaftler derartige Zellen komplett zerstören. Die Signalwege der Krebszellen wurden unterbrochen. Das ist ein beachtenswerter Erfolg, denn schon seit langer Zeit sucht man nach Möglichkeiten, diese Signalwege zu behindern bzw. für neue Medikationen zu nutzen. Es dürfte daher nur noch eine Frage der Zeit sein, bis neue Therapien auf dieser Basis eingeführt werden.

Starke Antioxidantien können helfen

Vitamine kennt jeder. Vitamin A, B, C, E, D, K gehören zu den gängigen Nahrungsergänzungen in vielen Haushalten.
Nahezu unbekannt ist aber c60, ein natürliches Fulleren, welches auf Kohlenstoff basiert. Klassische Antioxidantien verbrauchen sich bei der Anwendung selbst. Dies gilt nicht für c60. Fullerene wirken praktisch als Katalysator. Ihre Wirkung dauert auch nur bei einmaliger Gabe in kleinen Dosierungen über Monate an. Verbrauchte Moleküle werden dann ausgeschieden.
Herkömmliche Antioxidantien verbinden sich mit dem freien Radikal zu einer unschädlichen Verbindung. Das Fullerenmolekül

hat die gleiche Wirkung, die aber durch einen anderen Wirkmechanismus entsteht.

Stellen sie sich das Molekül wie eine Art Fußball vor, an dem freie Radikale andocken. Auf der Fullerenkugel sammeln sich freie Radikale an und neutralisieren sich gegenseitig, was die Fullerenkugel aber überlebt. Sie ist also für weitere freie Radikale wieder ein Anziehungspunkt. Fulleren c60 zerstört daher tausende freie Radikale, ohne sich selbst zu verändern. Es säubert auf diese Weise den Körper sehr wirksam. Man kann es durchaus als stärkstes Antioxidans der Welt bezeichnen. Zusätzlich werden Telomere (die Enden der DNA Stränge) vor der Abnutzung bei der Zellteilung geschützt. Die Schädigung der Telomere ist u.a. für den Alterungsvorgang verantwortlich. Im Laborversuch konnte mit c60 das Überleben von Ratten um fast 90% gesteigert werden. Die Tiere wurden also fast doppelt so alt wie üblich!

Patienten können versuchen, mit passender Nahrungsergänzung ihren Zustand deutlich zu verbessern, sofern das maligne Geschehen im Körper nicht durch c60 beeinflusst wird. Sprechen sie daher vor der Anwendung mit ihrem Arzt. C60 ist mittlerweile online im Handel verfügbar. Dieser viel versprechende Ansatz kann zur Steigerung des Wohlbefindens und Lebensverlängerung in möglichst gutem Zustand beitragen.

Folgende Wirkungen sind möglich:

- Hemmung der Alterung
- Bekämpfung von Schmerzen, Krämpfe
- Hemmung von Entzündungen
- Senkt Histamin
- Erweitert die Bronchien
- kognitive Verbesserung
- Beugt Krebs vor
- Hemmt das Wachstum von Tumoren
- Senkt den Blutdruck
- Wirkt antidepressiv
- Reduziert Stress
- Beugt Arteriosklerose vor
- Fördert das Wachstum von Nervengewebe
- Stimuliert das Immunsystem

Achtung Strahlenquelle

Wohnen Sie in der Nähe eines Atomkraftwerks? Dann sollten Sie möglichst sofort umziehen, denn es ist nun erwiesen, dass AKWs schädliche Dosen von Anti-Neutrinos ausstrahlen. Bisher gingen Wissenschaftler davon aus, dass die erhöhten Emissionen (Radioaktivität) Grund für vermehrte Krebsfälle im Umfeld von Atomkraftwerken sind. Lange Zeit waren sich Wissenschaftler nicht einig, welche Ursache vorliegt. Seltsame Anhäufungen von bösartigen Krankheiten konnten immer wieder beobachtet werden.

Eine neue, bisher unentdeckte Gefahr schockt Experten: Anti-Neutrinos. Während man übliche radioaktive Strahlung mit dicken Mauern und Blei relativ gut abblocken kann, ist dies bei Anti-Neutrinos nicht möglich.

Nun kann man aber auch Anti-Neutrinos messen. Deren Strahlung kann u.a. Erbsubstanz verändern. Das Blut, Nerven, Gewebe sowie die Haut können betroffen sein. Der Energiehaushalt des Körpers gerät komplett durcheinander und Zellen entarten relativ schnell. Künstliche Neutrinos entstehen bei der Kernspaltung und lassen sich nicht aufhalten. Weder dicke Mauern noch Bleiummantelungen schützen die Menschen in der näheren Umgebung. Diese Teilchen dringen durch Materie einfach durch. Niemand kann sie aufhalten.

Es gibt nur einen Rat: So weit weg wie möglich. Machen Sie um AKW`s einen sehr großen Bogen. Eigentlich war es lange bekannt, dass in der näheren Umgebung solcher Anlagen vermehrt Krebsfälle zu finden sind. Völlig gesunde Personen erkranken vermeintlich ohne Grund. Jetzt wurde eine der Ursachen gefunden: Anti-Neutrinos.

Gibt es ein Entkommen? Nein, zu viele Anti-Neutrinos schädigen den Körper auf jeden Fall.

Das Ende naht – Es gibt immer noch Auswege

Irgendwann kommt ein Punkt, der überschritten wird. Ab diesem Zeitpunkt gibt es scheinbar kein Zurück mehr. Falls nichts mehr geht, keine Therapie mehr möglich, oder erfolgreich erscheint, lohnt sich die Beschäftigung auch mit vermeintlich kuriosen Ansätzen. Was haben austherapierte Patienten zu verlieren?

Aufgeben ist zunächst keine Option. Auch wenn Ärzte den Patienten schon längst abgeschrieben haben, wurden schon spontane Heilungen bzw. Besserungen beobachtet. Sie sollten niemals die Flinte ins Korn werfen, nur weil Mediziner ihnen keine Chance mehr geben.

Es gibt noch Wege aus der Misere, die unglaublich erscheinen, aber durchaus bereits einigen hoffnungslosen Patienten weitergeholfen haben.

Lourdes

Nicht unbedingt als Therapie, aber zur geistigen Einkehr eignen sich Aufenthalte in Lourdes. Besucher sollten nicht zu viel erwarten. Die Konzentration auf spiritueller Ebene ermöglicht eine Aktivierung der eigenen Heilkräfte bzw. eine Veränderung des eigenen Lebens. Auch Nichtgläubige sind nach einem Besuch in Lourdes von der Atmosphäre beeindruckt.

Ein anderer Weg gefällig? Einer davon ist die Geistheilung

Wenn nichts mehr geht –

Letzte Hoffnung „Geistheilung“

Die Ärzte können nichts mehr für Sie tun? Sie werden nach Hause geschickt, ohne weitere Therapieoptionen? Das ist bitter, aber es besteht noch Hoffnung auf Heilung, solange Sie den Glauben nicht verloren haben.

Mit dem Glauben können Sie Berge versetzen. Das klingt jetzt utopisch, aber so abwegig ist dieser Spruch nicht, denn oft haben Geistheiler schon bewiesen, dass auch hoffnungslose Fälle geheilt werden können. Bitte beachten: Wir möchten in diesem Rahmen keine falschen Erwartungen nähren. Trotzdem lohnt sich die Betrachtung der Heilerwelt und ihrer einzigartigen Eigenschaften. Natürlich tummeln sich in diesem Bereich auch Spinner, unbewusste Scharlatane und berechnende Betrüger. Das heißt aber nicht, dass es nicht ehrliche Heiler gibt, die sich sehr wohl um den Gesundheitszustand ihrer Kunden kümmern.

Wenn Sie zu einem Heiler gehen, sollten Sie sich erst ausführlich mit dem Mann oder der Frau unterhalten. Der erste Eindruck täuscht hier oft. Fühlen Sie sich gut, oder eher nicht? Hören Sie auf Ihr Gefühl, denn Sie sollten sich bei Behandlungen öffnen können.

Folgende Punkte sollten Sie beachten:

I. Der Heiler darf Ihnen keinen Erfolg garantieren. Das ist nicht möglich.
II. Der Heiler sollte Sie nicht zur Aufgabe der aktuellen medizinischen Behandlungen drängen.
III. Der Heiler sollte nicht versuchen, Sie in eine psychische Abhängigkeit zu versetzen. Er darf Sie und Ihren Willen nicht kontrollieren.
IV. Der Heiler sollte Sie stets mit Respekt behandeln.
V. Der Heiler sollte andere Therapeuten anerkennen und diese nicht abqualifizieren.

Geistheilung ist ein weitläufiges Thema, das reichhaltige Interpretationen zulässt. Der Laie kann sich unter diesem Begriff nichts Konkretes vorstellen.

Durch die Medien geistern zahlreiche Geschichten über Heiler und Geistheiler. Fast immer hat man es in Gesprächen über das Thema mit Befürwortern oder absoluten Gegnern zu tun. Der Wahrheitsgehalt bei der Berichterstattung in der Presse ist nicht immer gewährleistet. Nur zu gern werden persönliche Gefühle, Vorurteile oder Neigungen in den Artikel integriert.

Fast immer kommen Personen nur mit einem (er) Heiler (in) zusammen, wenn gravierende, gesundheitliche Probleme vorliegen, die zuvor erfolglos behandelt wurden. Oft ist der Heiler bzw. die Heilerin also die letzte Zuflucht, der letzte Hoffnungsschimmer.

Doch selbst dann sollten Sie über Ihren Schatten springen und einfach offen für Neues sein, das auch kurios oder ungewöhnlich sein kann. Eine ablehnende Haltung gegenüber der geistigen Welt führt zu keinem Erfolg. Wir meinen: Wer heilt, hat recht, egal, wie dies geschieht.

Wussten Sie, dass einige Spitale in der Schweiz mit anerkannten Heilern zusammenarbeiten? Diese Leute kommen auf Wunsch der Ärzte ins Krankenzimmer und behandeln die Patienten. In England hat der Patient sogar ein Anrecht auf die Behandlung durch Heiler (-innen). In Deutschland ist man noch nicht soweit.

Starke Lobbygruppen verhindern eine Öffnung in diese Richtung. Das ist auch verständlich. Wo kämen wir hin, wenn plötzlich Erfolge von Heilern anerkannt würden, obwohl dafür eine wissenschaftliche Erklärung fehlt? Was würden wohl die Lobbygruppen der Ärzte zu einer generellen Anerkennung des Heilerberufs meinen? Sie vermuten richtig: Das wird in nächster Zukunft nicht infrage kommen, denn die Standesvertreter lassen sich ihre Pfründe nicht gern streitig machen. Auch die mächtige Pharmaindustrie würde wohl Einspruch einlegen, weil Heiler keine Medikamente verschreiben dürfen. Apotheken dürften auch nicht profitieren. Also bleibt alles beim Alten, obwohl sehr altes Wissen, Verfahren und Methoden sehr wohl den Menschen helfen könnten, aber eben nicht für Umsätze in der Gesundheitsindustrie sorgen.

Sind denn das alles Scharlatane und Blender?

Das dachten wir auch, bevor wir uns mit dem Thema intensiv beschäftigten. Aktuell sind wir immer noch skeptisch, aber die positiven Effekte der Geistheilung müssen wir zur Kenntnis nehmen.

Glauben Sie es, oder auch nicht:

Dem Autor sind Fälle bekannt, bei denen der übliche Mediziner die Hände über dem Kopf zusammenschlagen würde, aber der Patient war nach der Prozedur geheilt bzw. konnte wieder ohne Schmerzen sein Dasein fristen. Zugegeben: Man braucht eine große Portion Toleranz, Fantasie und Unerschrockenheit, um solchen Geschichten unvoreingenommen zu folgen, doch was nützt Ihnen Ihre Skepsis, wenn Sie todkrank sind? Es kann nur noch besser werden, oder?

In den folgenden Zeilen werden Sie unglaubliche Sachverhalte lesen. Sie schütteln vielleicht mehrfach den Kopf und halten den Autor für verrückt, aber alles hat seinen Grund und alles Beschriebene hat sich so zugetragen. Wir verstehen eben nicht alles, was zwischen Himmel und Erde geschieht. Es gibt eine unergründliche Welt, die noch lange nicht erschlossen ist, aber sehr wohl positive Wirkung auf Menschen ausüben kann. Niemand ist in der Lage, derartige Heilungen wissenschaftlich zu erklären oder zu beschreiben. Es geschieht einfach!

Der Meister der Heiler – ein sensationelles Medium

Wohin gehen Ärzte, Politiker, vermögende Personen und Showstars, wenn sie sehr krank sind? Zu Spezialisten, in die besten Privatkliniken? Sicher, aber wenn auch die Experten nichts mehr ausrichten können, führt der Weg nach Brasilien.

Wieso Brasilien?

Dort lebt Joao De Deus, ein einfacher Bauer, der seit vielen Jahren in seinem Zentrum Kranke aus aller Welt empfängt und behandelt. Halt, nicht er agiert, sondern „Wesenheiten" behandeln die Kranken durch ihn. Er kann sich nach den Behandlungen an nichts erinnern, wenn er aus einer tiefen Trance aufwacht. Er kann auch kein Blut sehen, sonst wird er ohnmächtig. In Trance schneidet er aber auch Patienten auf und holt mit den Fingern Geschwüre aus den kranken Körpern!

Wie bitte? Es wird noch fantastischer aber auch faszinierender.

Der Mann wurde lange Zeit in Brasilien verfolgt, landete im Gefängnis und kam aufgrund des Drucks in der Bevölkerung wieder frei. Der ehemalige Präsident Perus und viele weitere Prominente haben ihm ihr Leben zu verdanken.

Joao De Deus reist mit seinem Gefolge auch regelmäßig nach Europa, wo sich seine Anhänger und Kranke bei „Heiler Events“ treffen. Bis zu 2000 Menschen kommen dann in einer Halle oder einem Freigelände mit Zelten zusammen. Bei diesen Zusammenkünften werden auch Behandlungen durchgeführt. Alle Beteiligten tragen weiße Kleidung.

Was tut der Mann?

Er fällt in eine tiefe Trance und wird von den „Wesenheiten“ praktisch befallen. Diese Wesenheiten sind z. B. verstorbene Ärzte, Theologen, Könige und Priester. Sie sprechen und handeln durch ihn, haben tatsächlich in der Vergangenheit gelebt und eine nicht unbedeutende Rolle gespielt.

Das klingt jetzt natürlich utopisch, aber glauben Sie uns. Wir möchten hier keine Märchen verbreiten. Weltweit finden sich Tausende Zeugen solcher Inkarnationen, die sich vor Ort behandeln ließen.

Joao De Deus sitzt z. B. auf einem Stuhl, an dem die Menschen vorbeigeführt werden. Die jeweilige Wesenheit spricht mit jeder Person und erteilt Behandlungsanweisungen für die Gegenwart und die nahe Zukunft.

Kleinere Leiden werden mit speziellen Kräutermischungen und Tees behandelt. Hartnäckige Beschwerden erfordern oft eine geistige Operation. Wie? Ja, die Wesenheiten operieren die Personen geistig, d. h. ohne sichtbare Wunden, ohne Schmerzen, ohne Narkose und ohne Krankenhausaufenthalt. Kurios: Seine Begleitpersonen und unterstützende Hilfskräfte erkennen anhand der Äußerungen, des Verhaltens und der Mimik die jeweilige Wesenheit. Je nach inkarnierter Wesenheit agiert De Deus anders, wirkt streng oder gütig und spricht lange oder ist eher kurz angebunden.

Nein, wir sind nicht verrückt geworden, Wir beschreiben nur den Ablauf der Behandlung.

Das Erstaunliche ist nämlich, dass auf später angefertigten Röntgenbildern der Betroffenen Hinterlassenschaften solcher geistigen Operationen (z. B. Schnitte, Gewebeveränderungen) sichtbar sein können. Dem Autor ist ein Fall bekannt, bei dem die Betroffene einen bösartigen Tumor am Knie hatte. Sie reiste nach

Brasilien zum Refugium des Heilers und lies sich dort behandeln. Ein viertel Jahr später konnten ihre Ärzte keinen Tumor mehr ausmachen. Sie war geheilt!

Es ist schon kaum zu glauben, aber Heilungen oder massive Besserungen von Krankheiten gibt es auf der Casa De Dom Inacio, dem Zentrum des Heilers in Abadiana oft. Etwa 120 Kilometer von der Hauptstadt Brasilia entfernt findet der Reisende das Refugium des begnadeten Mediums. Besonders beeindruckend sind Aufenthalte, bei denen man Zeuge solcher Ereignisse sein kann. Wenn vormals Gehbehinderte aufstehen und die ersten Schritte gehen oder Schwerkranke wieder ohne Schmerzen leben dürfen, ist die Atmosphäre des Geschehens kaum in Worte zu fassen. Viele Zeugen derartiger Vorkommnisse verändern ihr Leben komplett, ändern Ansichten, Ziele, Beschäftigungen und trennen sich teilweise von Besitztümern.

Mitten im Leben stehende Menschen geben ihren Beruf auf, verkaufen ihre Immobilien und ziehen nach Brasilien in die Nähe der Casa, weil es ihnen dort einfach gut geht, weil sie ihre Bestimmung gefunden haben und den Rest ihres Lebens nicht im grauen Alltag verbringen möchten.

Ärzte und Wissenschaftler aus den USA, Asien und Europa pilgern nach Brasilien, um sich diese wundersamen Behandlungen anzusehen und zu studieren. Das Resultat: Es gibt keine Erklärung für die wundersamen Heilungen. Viele Geheilte bleiben in Brasilien und helfen De Deus ohne Entgelt.

Unter den Geheilten findet man auch viele Mediziner (Professoren).

Bemerkenswert ist die Art, wie heilende Kräfte unterstützt werden: Durch Meditation und Gebete von vielen Anwesenden und Medien soll Energie aufgebaut und weitergeleitet werden. Betroffene spüren diese Energie. Nach den Behandlungen sollen diese mindestens 24 Stunden ruhen. Man fällt, nach den Angaben der Behandelten, in einen langen Schlaf. Selbst Personen ohne Glauben, die zuvor an allem gezweifelt haben und immer noch zweifeln, schlafen sehr lange danach. Es kommt also nicht unbedingt auf die eigene Einstellung an, ob eine Behandlung auf die jeweilige Person Auswirkungen hat.

Kurios:

Er, bzw. die Wesenheiten operieren Kranke auch mit einem Messer ohne Narkose, ohne Desinfektionsmittel! Trotzdem werden die behandelten Menschen nicht krank, oder nehmen Schaden durch diese Prozedur. Sie können sich im Internet kleine Filme mit solchen Eingriffen ansehen. Wir konnten es auch nicht glauben, aber er praktiziert zuweilen wie ein „Fleischer". Die Patienten spüren keinen Schmerz und stehen nach der Behandlung auf, als wäre nichts gewesen. Operationen am Auge werden mit einem Küchenmesser erledigt!!

Um Missverständnissen vorzubeugen: Der Mann nimmt für die Behandlungen kein Geld. Er tut dies nicht aufgrund eines materiellen Vorteils, sondern um den Menschen zu helfen.

Lediglich die Kräuter und Teemischungen müssen in einer kleinen Apotheke vor Ort gekauft werden. Das kostet nicht viel Geld. Er bietet auch gesegnetes Wasser an, das zur Unterstützung des Heilungsprozesses getrunken werden sollte. Behandelte müssen sich an festgelegte Vorgaben halten (wie etwa den Verzicht auf Schweinefleisch, Bananen, den Verzicht auf sexuelle Aktivitäten für 40 Tage nach geistigen Eingriffen), um den Erfolg der Bemühungen nicht zu gefährden. Zur Unterstützung der Behandlungen gibt es auch Kristallbettsitzungen. Es handelt sich um ein Bett, über dem gesegnete Kristalle mit unterschiedlichen Lampen auf die sieben Chakren (Energiezentren zwischen dem physischen Leib und dem sogenannten Astralkörper (feinstofflichen Körper)) der Patienten scheinen. Diese berichten von zum Teil angenehmen Gefühlen, die bei solchen Sitzungen aufkommen und einer unerklärlichen Frische nach den Behandlungen. Übrigens: Solche Sitzungen können Sie sogar bei Ärzten und Therapeuten in Deutschland, Österreich und der Schweiz in Anspruch nehmen.

Kristallbetten werden ausgesuchten Therapeuten und Medien zum Kauf angeboten.

Handelt es sich um einen Guru?

Nein, er behauptet, nur zum Wohl der Menschen tätig zu sein. Die Einnahmen aus den Verkäufen des gesegneten Wassers, der CDs, DVDs und dem Eintritt für Veranstaltungen werden zur

Aufrechterhaltung des Zentrums in Brasilien und zur Deckung der Reisekosten verwendet.

Niemandem wird geraten, konventionelle Behandlungen abzubrechen oder zu unterbrechen. Im Gegenteil: Patienten erhalten meistens den Rat, ihre medizinischen Behandlungen fortzuführen.

Abschließend

Es werden natürlich keine Versprechungen zum Verlauf einer Krankheit oder deren Heilung gemacht. Garantien werden Sie vergeblich suchen. Viele Besucher vor Ort berichten oft von neuen Einsichten und gefundenen Bestimmungen für den weiteren Lebensweg. Die Behandlungen beziehen sich nicht nur auf körperliche Leiden. Auch psychische bzw. seelische Probleme können gelindert werden.

Lohnt sich ein Besuch der Casa?

Diese Frage ist schwer zu beantworten. Alles hängt von Ihrer Erwartungshaltung ab. Sie sollten sich öffnen können, tolerant sein und dem Unbekannten nicht ablehnend gegenüberstehen. Ein fester Glaube ist nicht notwendig, da auch schon „Ungläubige" geheilt wurden. Trotzdem schadet ein Verständnis für religiöse Sachverhalte nicht. Wenn Sie sich vor Ort behandeln lassen möchten, müssen die Regeln befolgt werden. Dies betrifft das Verhalten nach den Eingriffen und die weitere Lebensführung.

Die Medien

Patienten können sich auch von den Medien (siehe unten) behandeln lassen. Diese übertragen die Kräfte der Wesenheiten. Sie handeln praktisch als Durchgangsstation für die heilenden Kräfte.

Ein Verwandter des Autors hat sich z. B. anlässlich eines kleinen Heiler-Events sein Knie behandeln lassen, das zuvor schmerzte. Das Medium erkannte dies ohne vorherigen Hinweis! Es legte die Hand auf das Knie, das sich darauf sehr erwärmte. Nach fünf Minuten war der Schmerz nicht mehr zu spüren. Der Mann ist ein totaler Skeptiker. Aufgrund des Resultates und der sofortigen Wirkung kam auch er ins Grübeln.

Wir danken Ihnen, dass Sie durchgehalten - und die zum Teil wirklich unglaublichen Sachverhalte zur Kenntnis genommen haben. Bitte beachten: Es geht nicht darum, Sie zu beeinflussen oder zu überzeugen. Wir möchten hier lediglich Hinweise auf Möglichkeiten publizieren, die kranke Menschen nutzen können. Wer krank ist, benötigt Hilfe, egal von wem, egal woher. Auch wenn kuriose Ideen helfen und heilen ist dies ausdrücklich erwünscht.

Kontakte: siehe ganz hinten im Buch

Sorgen sie vor

Ein Ableben mit oder ohne Krankheit ist aktuell (noch) sicher. Regeln Sie daher Ihre Angelegenheiten (z.B. mit einem Testament), solange Sie noch geistig zurechnungsfähig sind. Dann können Sie selbst über ihren Tod hinaus bestimmen, das Erbe regeln, Bestattungswünsche festlegen und ihre letzte Ruhestätte z.B. im Rahmen einer Bestattungsverfügung bestimmen.

Noch während der Therapie oder besser noch zuvor sollten Sie eine Vorsorgevollmacht erstellen und den bzw. die Bevollmächtigten mit Ihren Wünschen zu Lebzeiten vertraut machen.

Gleichzeitig benötigen Sie eine Patientenverfügung, in der sämtliche möglichen Vorfälle und die Folgen für Sie bei einer Behandlung erwähnt werden. Dabei können Sie ganz genau festlegen, welche Form der Behandlung erwünscht ist und welche Maßnahmen nicht erfolgen sollen. Damit dokumentieren Sie nicht nur Ihren Willen, sondern entlasten auch Partner, Angehörige und Freunde für den Fall, dass Entscheidungen über Ihre Behandlung bzw. ihr Leben getroffen werden müssen.

Selbstverständlich sollte bei der Auswahl von den Bevollmächtigten mit großer Sorgfalt vorgegangen werden. Es geht um Ihr Leben, Ihre Angelegenheiten und Ihr Ableben. Da müssen Sie schon sicher sein, dass der Bevollmächtigte auch Ihre Interessen berücksichtigt.

Kontakte

Stiftung Deutsche Krebshilfe
Buschstraße 32 Postfach 1467
53113 Bonn 53004 Bonn
Zentrale: 02 28 / 7 29 90 - 0 (Mo bis Fr 8 – 17 Uhr)
Härtefonds: 02 28 / 7 29 90 - 94
(Mo bis Do 8.30 – 17 Uhr, Fr 8.30 – 16 Uhr)
Telefax: 02 28 / 7 29 90 - 11
E-Mail: deutsche@krebshilfe.de
Internet: www.krebshilfe.de

Ihre persönliche Beratung INFONETZ KREBS
Telefon: 0800 / 80 70 88 77 (kostenfrei Mo bis Fr 8 – 17 Uhr)
E-Mail: krebshilfe@infonetz-krebs.de
Internet: www.infonetz-krebs.de

Dr. Mildred Scheel Akademie
für Forschung und Bildung gGmbH
Kerpener Straße 62
50924 Köln
Telefon: 02 21 / 94 40 49 - 0
Telefax: 02 21 / 94 40 49 - 44
E-Mail: msa@krebshilfe.de
Internet: www.krebshilfe.de/akademie

Deutsche Arbeitsgemeinschaft
für Psychosoziale Onkologie e.V. – dapo
Ludwigstraße 65
67059 Ludwigshafen
Telefon: 07 00 / 20 00 66 66 (Di 9 – 12 Uhr, Do 13 – 16 Uhr)
12,4 Cent pro Minute, zu allen anderen Zeiten
6,2 Cent pro Minute)
Telefax: 06 21 / 59 29 92 22
E-Mail: info@dapo-ev.de
Internet: www.dapo-ev.de

Deutsche Fatigue Gesellschaft e.V. (DFaG)
Maria-Hilf-Straße 15
50677 Köln
Telefon: 02 21 / 931 15 96
Telefax: 02 21 / 931 15 97
E-Mail: info@deutsche-fatigue-gesellschaft.de
Internet: www.deutsche-fatigue-gesellschaft.de

Sozialverband VdK Deutschland e.V.
Linienstraße 131
10115 Berlin
Telefon: 030 / 92 10 580 - 0
Telefax: 030 / 92 10 580 - 110
E-Mail: kontakt@vdk.de
Internet: www.vdk.de

Deutsche Rentenversicherung
Ruhrstraße 8
10709 Berlin
Telefon: 0 30 / 86 50
E-Mail: drv@drv-bund.de
Internet: www.deutsche-rentenversicherung-bund.de

Arbeitsgruppe Integrative Onkologie
Medizinische Klinik 5 – Schwerpunkt Onkologie / Hämatologie
Universitätsklinik der Paracelsus Medizinischen Privatuniversität
Klinikum Nürnberg
Prof.-Ernst-Nathan-Straße 1
90419 Nürnberg
Telefon: 09 11 / 398 - 3056
Telefax: 09 11 / 398 - 2724
E-Mail: agio@klinikum-nuernberg.de
Internet: www.agbkt.de

Deutsche Krebsgesellschaft e.V.
Kuno-Fischer-Str. 8
14057 Berlin
Telefon: 0 30 / 322 93 29 0
Telefax: 0 30 / 322 93 29 66
E-Mail: service@krebsgesellschaft.de
Internet: www.krebsgesellschaft.de

KID – Krebsinformationsdienst des Deutschen Krebsforschungszentrums
Telefon: 0800 / 420 30 40 (täglich 8 – 20 Uhr, kostenlos aus dem deutschen Festnetz)
E-Mail: krebsinformationsdienst@dkfz.de
Internet: www.krebsinformationsdienst.de

Hilfe für Kinder krebskranker Eltern e.V.
Münchener Str. 45
60329 Frankfurt am Main
Telefon: 0180 / 44 35 530
E-Mail: info@hkke.org
Internet: www.hkke.org

Bundesministerium für Gesundheit
11055 Berlin
E-Mail: info@bmg.bund.de
Internet: www.bmg.bund.de
Bürgertelefon (Mo bis Do 8 – 18 Uhr, Fr 8 – 12 Uhr)
030 / 340 60 66 - 01 Bürgertelefon zur Krankenversicherung
030 / 340 60 66 - 02 Bürgertelefon zur Pflegeversicherung
030 / 340 60 66 - 03 Bürgertelefon zur gesundheitl. Prävention

Deutsche Leukämie- & Lymphom-Hilfe e.V.
Thomas-Mann-Str. 40
53111 Bonn
Tel.: 0228 / 33 88 9 200
Fax: 0228 / 33 88 9 222
E-Mail: info@leukaemie-hilfe.de
www.leukaemie-hilfe.de

Deutsche Krebshilfe e.V.
Buschstr. 32
53113 Bonn
Tel.: 0228 / 7 29 90 -0
Fax: 0228 / 7 29 90 -11
E-Mail: deutsche@krebshilfe.de
www.krebshilfe.de

Krebsinformationsdienst des Deutschen Krebsforschungszentrums
Tel.: 0800 / 420 30 40
(Mo – So. 8:00 Uhr bis 20.00 Uhr)
www.krebsinformation.de

Deutsche Krebsgesellschaft e.V.
Kuno-Fischer- Str.8
14057 Berlin
Tel.: 030 / 322 93 29 0
Fax: 030 / 322 93 29 22
E-Mail: service@krebsgesellschaft.de
www.krebsgesellschaft.de

Kompetenznetz Maligne Lymphome e.V.
Geschäftsstelle
Universitätsklinikum Köln
50924 Köln
Tel.: 0221 / 478 -96000
Fax: 0221 / 478 -96001
E-Mail: lymphome@uk-koeln.de
www.lymphome.de

Kompetenznetz Akute und chronische Leukämien
III. Medizinische Universitätsklinik Klinikum Mannheim
der Universität Heidelberg
Pettenkofer Straße 22
68169 Mannheim
Tel.: 0621 / 383 -6952
Fax: 0621 / 383 -6969
E-Mail: zentrale@kompetenznetz-leukaemie.de
www.kompetenznetz-leukaemie.de

Krebs und Sexualität
Frauenselbsthilfe nach Krebs e.V., Haus der Krebs-Selbsthilfe, Thomas-Mann-Str. 40, 53111 Bonn, Tel.: 0228 33889 400
E-Mail: kontakt@frauenselbsthilfe.de, online einsehbar unter http://www.frauenselbsthilfe.de

Studienteilnahme

INTERNET
www.kompetenznetz-leukaemie.de

STUDIENREGISTER
www.studienregister-online.de

ANSPRECHPARTNER
Informationszentrum
Dr. med. Nicola Gökbuget
Universitätsklinikum Frankfurt
Theodor-Stern-Kai 7 | 60590 Frankfurt
Tel.: 069 6301-6365 / Fax: 069 6301-7463
E-Mail: info@kompetenznetz-leukaemie.de

STUDIENGRUPPEN

AML Cooperative Group (AMLCG)

Studienzentrale der AMLCG München
Medizinische Klinik und Poliklinik III
Klinikum der Universität München
Marchioninistraße 15 I 81377 München
Tel.: 089 4400-74914 / Fax: 089 4400-77900 oder -77901
E-Mail: anja.baumgartner@med.uni-muenchen.de

Studienzentrale der AMLCG Münster

Med. Klinik und Poliklinik A
Universitätsklinikum Münster
Albert-Schweitzer-Straße 33 I 48129 Münster
Tel.: 0251 83-47597 / Fax: 0251 83-49967
E-Mail: birgit.mayerhoffer@ukmuenster.de

Deutsche Studiengruppe für die akute lymphatische Leukämie (GMALL) Studienzentrale der GMALL
Med. Klinik II, Hämatologie/Onkologie
Universitätsklinikum Frankfurt
Theodor-Stern-Kai 7 I 60590 Frankfurt
Tel.: 069 6301-6365 / Fax: 069 6301-7463
E-Mail: gmall@em.uni-frankfurt.de

Deutsche Studiengruppe für die Chronische Myeloische Leukämie(CML-Studiengruppe)

CML-Studienzentrale Mannheim
III. Medizinische Klinik
Medizinische Fakultät Mannheim der Universität Heidelberg
Pettenkoferstraße 22 I 68169 Mannheim
Tel: 0621 383-6951/-52/-53/-54 / Fax: 0621 383-6969
E-Mail: cml.studie@urz.uni-heidelberg.de

CML-Studienzentrale Jena
Klinik für Innere Medizin II
Universitätsklinikum Jena
Erlanger Alle 101 I 07747 Jena
Tel.: 03641 9-396670 / Fax: 03641 9-396669
E-Mail: christian.fabisch@med.uni-jena.de

Deutsche Studiengruppe für Myelodysplastische Syndrome (Dt. MDS)
Deutsche MDS Studienzentrale
Klinik für Onkologie, Hämatologie und Palliativmedizin
Marien Hospital
Rochusstraße 2 I 40479 Düsseldorf
Tel.: 0211 4400-2079 / Fax: 0211 4400-55 2079
E-Mail: vera.lohrbacher@vkkd-kliniken.de

Deutsche Studiengruppe Posttransplantationslymphome e.V. (DPTLDSG)
Ev. Diakonie-Krankenhaus Bremen
Medizinische Klinik II
Gröpelinger Heerstraße 406-408 I 28239 Bremen
Tel.: 0421 6102-1470 / Fax: 0421 6102-1471
E-Mail: ralf.trappe@gwdg.de

Kooperative ZNS-Studiengruppe
Stuttgart Cancer Center
Tumorzentrum Eva-Mayr-Stihl
Interdisziplinäre internistische Onkologie und Hämatologie
Kriegsbergstraße 60 I 70174 Stuttgart
Tel.: 0711 278-30400 / Fax.: 0711 278-30409
E-Mail: g.illerhaus@klinikum-stuttgart.de

Deutsche Studiengruppe Primäre ZNS Lymphome (G-PCNSL-SG)
Medizinische Klinik III,
Charité - Campus Benjamin Franklin
Hindenburgdamm 30 I 12200 Berlin
Tel.: 030 8445-4096 / Fax: 030 8445-2896
E-Mail: agnieszka.korfel@charite.de

Deutsche Arbeitsgemeinschaft für Psychosoziale Onkologie (dapo)
(Adressinformationen über Psychoonkologen)
Ludwigstr. 65, 67059 Ludwigshafen
Tel. 0700 20006666 · Fax 0621 67028858
www.dapo-ev.de

Psychosoziale Beratungsstellen bieten Unterstützung in allen Fragen, die sich aus der krankheitsbedingt veränderten Lebenssituation ergeben. Kontaktadressen erhalten Sie über den KID und verschiedene Träger.

KID – Krebsinformationsdienst am DKFZ
(Deutsches Krebsforschungszentrum) Tel. 0800 4203040
www.krebsinformationsdienst.de

Psychosoziale Beratungsstelle für Krebskranke und Angehörige – Selbsthilfe Krebs e. V.
Cranachstr. 59, 12157 Berlin
Tel. 030 89409040
www.krebsberatung-berlin.de

Deutsche Krebshilfe
Buschstr. 20, 53113 Bonn · Tel. 0228 729900
Fax 0228 72990-11
www.krebshilfe.de

Psychosoziale Krebsberatungsstellen der Landeskrebsgesellschaften · Deutsche Krebsgesellschaft e.V.
Kuno-Fischer-Str. 8, 14057 Berlin
Tel. 030 32293290
www.krebsgesellschaft.de

NAKOS (Nationale Kontakt- und Informationsstelle zur Anregung und Unterstützung von Selbsthilfegruppen e. V.)
Otto-Suhr-Allee 115, 10585 Berlin-Charlottenburg
Tel. 030 31018960 · Fax 030 31018970
www.nakos.de

Psychosoziale Beratungsstellen nach Krebs – Bundesverband
„Haus der Krebs-Selbsthilfe“, Thomas-Mann-Str. 40
53111 Bonn · Tel. 0288 33889402 · Fax 0228 33889401
www.frauenselbsthilfe.de

Haus der Krebs-Selbsthilfe
Thomas-Mann-Str. 40 53111 Bonn
Tel. 0228 33889540 · Fax 0228 33889549
www.hksh-bonn.de

ZIST gGmbH, Zentrum für Individual- und Sozialtherapie
(Kurse nach Simonton) Zist 1, 82377 Penzberg
Tel. 08856 93690
www.zist.de

Deutscher Dachverband und Qualitätsgemeinschaft
Tai Chi Zentrum, Tel. 040 2102123
www.tai-chi-zentrum.de

Milton Erickson Gesellschaft für Klinische Hypnose e. V.
Waisenhausstraße 55, 80637 München
Tel. 089 34029720
www.meg-hypnose.de

Wieslocher Institut für systemische Lösungen
c/o Akademie im Park
Heidelberger Str. 1 a, 69168 Wiesloch
Tel. 06222 552761 · Fax 06222 552766
www.wieslocher-institut.com

Frauenselbsthilfe nach Krebs e. V. – Bundesverband
Haus der Krebs-Selbsthilfe
Thomas-Mann-Str. 40, 53111 Bonn
Tel. 0228 33889402 · Fax 0228 33889401
www.frauenselbsthilfe.de

Deutsche ILCO für Menschen mit künstlichem
Darm- oder Blasenausgang e. V.
Bundesgeschäftsstelle Haus der Krebs-Selbsthilfe
Thomas-Mann-Str. 40, 53111 Bonn
Tel. 0228 33889450 · Fax 0228 33889475
www.ilco.de

Bundesverband der Prostata-Selbsthilfe e. V.
Thomas-Mann-Str. 40, 53111 Bonn
Tel. 0800 7080123
www.prostatakrebs-bps.de

Arbeitskreis der Pankreatektomierten e. V. (AdP)
Haus der Krebs -Selbsthilfe
Thomas-Mann-Str. 40, 53111 Bonn,
Tel. 0228 33889-251/-252, Fax 0228 33889-253
www.adp-bonn.de

Bundesverband der Kehlkopflosen e. V.
Haus der Krebs -Selbsthilfe
Thomas-Mann-Str. 40, 53111 Bonn,
Tel. 0228 338893 00 · Fax 0228 33889310
www.kehlkopfoperiert-bv.de

Deutsche Leukämie- und Lymphomhilfe e. V.
Thomas-Mann-Str. 40, 53111 Bonn,
Tel. 0228 33889200 · Fax 0228 33889222
unter *www.leukaemie-hilfe.de* finden Sie die aktuellen
Adressen der Selbsthilfegruppen
in Ihrer Umgebung

Deutsche Arbeitsgemeinschaft für Psychosoziale Onkologie (dapo)
Ludwigstr. 65, 67059 Ludwigshafen
Tel. 0700 20006666 · Fax 0621 67028858
www.dapo-ev.de

ZIST GmbH, Zentrum für Individual und Sozialtherapie e. V., Zist 3, 82377 Penzberg
Tel. 08856 93690
www.zist.de

Krebsinformationsdienst KID
Tel. 0800 4203040
(Anrufe aus dem deutschen Festnetz sind kostenlos.)
Internetseite mit vielseitigen gut verständlichen Informationen zu klinischen Therapien und den häufigsten Erkrankungen.
www.krebsinformation.de

Deutsche Krebshilfe e.V.
Buschstr. 32, 53113 Bonn,
Tel. 0228 729900 · Fax 0228 7299011
Vielseitige Broschüren zu einzelnen Tumorerkrankungen
www.krebshilfe.de

Deutsche Schmerzliga e. V.
Postfach 74 01 23, 60570 Frankfurt am Main
Schmerztelefon: 069 13828022
www.schmerzliga.de

Ärztegesellschaft für Erfahrungsheilkunde e. V.
c/o Dr. med Hans-Peter Friedrichsen
Schönbergstr. 11 a, 79291 Merdingen
www.erfahrungsheilkunde.org

Zentralverband der Ärzte für Naturheilverfahren, ZÄN
Am Promenadenplatz 1, 72250 Freudenstadt,
Tel. 07441 918580 · Fax 07441 9185822
www.zaen.org

Deutsche Ärztegesellschaft für Akupunktur e. V.
Tel. 089 71005-11
www.daegfa.de

Deutsche Gesellschaft für Hyperthermie e. V.
Tel. 0441 93654586
www.dght-ev.de

Gesellschaft Anthroposophischer Ärzte in Deutschland e. V. (GAÄD)
Tel. 089 71677760
www.anthroposophischeaerzte.de

Bundesverband der naturheilkundlich tätigen Zahnärzte in Deutschland e. V.
Tel. 0221 3761005
www.bnz.de

Internationale Gesellschaft für Ganzheitliche ZahnMedizin e. V.
Tel. 0621 4824300
www.gzm.org

Sport bei Krebs – REHA Sport:

Deutscher Olympischer Sportbund (DOS B)
Otto-Fleck-Schneise 12
60528 Frankfurt / Main
Telefon: 0 69 / 6 70 00
E-Mail: office@dosb.de
Internet: www.dosb.de

Deutscher Behindertensportverband e.V.
Tulpenweg 2 – 4
50226 Frechen-Buschbell
Telefon: 0 22 34 / 60 00-0
Telefax: 0 22 34 / 60 00-150
E-Mail: dbs@dbs-npc.de
Internet: www.dbs-npc.de

Hilfe für Kinder krebskranker Eltern e.V.
Munchener Str. 45
60329 Frankfurt am Main
Telefon: 0180 / 44 35 530
E-Mail: info@hilfe-fuer-kinder-krebskranker-eltern.de
Internet: www.hilfe-fuer-kinder-krebskranker-eltern.de

Patientenbeauftragter der Bundesregierung
Wolfgang Zoller
Friedrichstrase 108
10117 Berlin
Telefon: 0 30 / 1 84 41-3420
Telefax: 0 30 / 1 84 41-3422
Internet: www.patientenbeauftragter.de

Stiftung Gesundheit
Behringstr. 28a
22765 Hamburg
Telefon: 0 40 / 80 90 87
Internet: www.stiftung-gesundheit.de

VdK Sozialverband
Wurzerstrase 2 - 4
53175 Bonn
Telefon: 02 28 / 8 20 93-0
E-Mail: kontakt@vdk.de
Internet: www.vdk.de

Berufsverband der Yogalehrenden in Deutschland e. V.
BDY, Bürgerstr. 44, 37073 Göttingen, Tel. 0551 7977440
www.yoga.de

Taijiquan und Qigong Netzwerk Deutschland e.V.
Oberkleener Str. 23, 35510 Butzbach,
Tel. 0700 88866655, *www.taijiquan-qigong.de*

Feldenkrais-Verband Deutschland e. V.
Jägerwirtstr. 3, 81373 München, Tel. 089 12021250
www.feldenkrais.de

DVNLP e. V. (Deutscher Verband für NLP-Trainer und Therapeuten) Lindenstr. 19, 10969 Berlin,
Tel. 030 2593920, *www.dvnlp.de*

Milton Erickson Gesellschaft für Klinische Hypnose e.V.
Waisenhausstr. 55, 80637 München, Tel. 089 34029720,
www.meg-hypnose.de

DGfS (Deutsche Gesellschaft für Systemaufstellung)
Von-Beckerath-Platz 7, 47799 Krefeld, Tel. 02151 6563128
www.familienaufstellung.org

Deutsche Arbeitsgemeinschaft für Psychosoziale Onkologie e. V. (dapo) Diese Organisation vermittelt unter anderem Adressen von Psychoonkologen.
Ludwigstr. 65, 67059 Ludwigshafen, Tel. 0700 20006666
www.dapo-ev.de

Deutsche Musiktherapeutische Gesellschaft
Naumannstraße 22, 10829 Berlin, Tel. 030 29492493,
www.musiktherapie.de

Deutsches Institut für Tiefenpsychologische Tanz- und Ausdruckstherapie (DITAT) Rilkestr. 103, 53225 Bonn, Tel: 0228 467900, *www.ditat.de*

Deutsche Gesellschaft für Tanzhtherapie e. V.
Am Römerpfad 51, 50259 Pulheim, Tel. 02234 83008,
www.dgt-tanztherapie.de

Psychosoziale Krebsberatungsstellen der Landeskrebsgesellschaften

Deutsche Krebsgesellschaft e. V.
Kuno-Fischer-Str. 8, 14057 Berlin
Tel. 030 32293290
www.krebsgesellschaft.de

Haus der Krebs-Selbsthilfe
Thomas-Mann-Str. 40 53111 Bonn
Tel. 0228 33889540 · Fax 0228 33889549
www.hksh-bonn.de

ZIST gGmbH, Zentrum für Individual- und Sozialtherapie
(Kurse nach Simonton) Zist 1, 82377 Penzberg
Tel. 08856 93690
www.zist.de

Deutscher Dachverband und Qualitätsgemeinschaft
Tai Chi Zentrum, Tel. 040 2102123
www.tai-chi-zentrum.de

Wieslocher Institut für systemische Lösungen
c/o Akademie im Park
Heidelberger Str. 1 a, 69168 Wiesloch
Tel. 06222 552761 · Fax 06222 552766
www.wieslocher-institut.com

Bezugsquellen für Heilpilze:

Terra Mundo GmbH
Ferdinandstr. 24, 61348 Bad Homburg
Tel. 06172-18532-0, www.terra-mundo.de

NHC-Nature Health Concept
St.Ulrichstr. 28, 92269 Fensterbach
Tel. 09438-9432630, www.vitalpilze-nhc.de

GAMU – Gesellschaft für angewandte
Mykologie und Umweltmedizin
Hüttenallee 241, 47800 Krefeld
Tel.: 02151-58940, www.gamu.de

Gesellschaft für Vitalpilzkunde e.V.
Haydnstrasse 24, 86368 Gersthofen
Tel: 0821-49708700, www.vitalpilze.de

Gesellschaft für Medizinalpilz- und Mykomolekulare Therapie e.V.
Am Dornfeld 12, 92442 Wackersdorf
www.medizinalpilze.de

Fasten - Beratung

Hochschulambulanz für Naturheilkunde der Charité - Universitätsmedizin Berlin
Telefon: 030 - 80505 306

Achim Dupke
Friedrich-Spee-Str.12
59602 Rüthen
Tel. 02952-89276
www.krebsspuerhunde-deutschland.de
www.krebssuchhunde-deutschland.de

Gesellschaft für Ozon - und Sauerstoffanwendungen in Medizin und Technik e.V.
Rheinstr. 7,
76337 Waldbronn, Tel.: 07243-66022

Ärztliche Gesellschaft für Ozon-Anwendung in Prävention und Therapie e.V.,
Nordring 8, 76473 Iffezheim
www.ozongesellschaft.de

Oxyven (Ox
yvenierung), Brookstr. 31a,
49811 Lingen, Tel. 0591-9011080
www.oxyven.de

Zentrum der Erweiterten Medizin
www.erweiterte-medizin.de

www.stätte-der-heilung.de

(Hier werden weitere Informationen zu De Deus und Videos präsentiert)

www.earthoasis.de

(Earth Oasis organisiert Gruppenreisen zur Casa)

Victor Rollhausen
Aachener Str. 82-84
50674 Köln
Tel. 0221-9128888
Fax 0221-91288872

www.friendsofthecasa.info

(Informationen zur Casa)

Beatrice Wiesli
Schützenstrasse 8
8400 Winterthur
Schweiz
Tel. +41 (0)78 880 18 15
E-Mail: info@Lichtfluss.org
Webseite: www.Lichtfluss.org

Frau Wiesli ist Medium (auch in der Casa), arbeitet mit Joao De Deus zusammen und betätigt sich als Heilerin. Sie hat reichhaltige Erfahrungen mit der geistigen Welt gemacht (u.a. in Indien), war selbst schwer krank und wurde durch die Wesenheiten geheilt.

Dr. Stephan Dold

FA Allgemeinmedizin Notfallmedizin

Dekan-Metz-Str. 5
78199 Bräunlingen
Fon 0771/62373
Fax 0771/62317
Rezept-Service 0771/92039656
Sprechzeiten in Bräunlingen: Mo 8:00 - 13:00, Mo 16:00 - 18:00, Mi 8:00 - 13:00, Mi 16:00 - 19:00, Do 8:00 - 13:00, und nach Vereinbarung

Robert-Gerwig-Str. 19
78141 Schönwald
Fon 07722/9199750
Fax 07722/9199752

Sprechzeiten in Schönwald: Di 8:15 - 12:00, Di 16:00 - 18:00, Fr 8:15 - 12:00 und nach Vereinbarung

info@dr-dold.de, www.dr-dold.de

Dr. Dold führt eine eigene Praxis für Allgemeinmedizin im Schwarzwald. Er ist Medium der Casa und unternimmt regelmäßig Gruppenreisen nach Brasilien. Bei zahlreichen Heilungen war er bereits persönlich anwesend.